《黄帝内经》针刺部位
解密与应用

李平华　孟祥俊
晁毓桥　马福文　著

U0314638

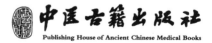

中医古籍出版社

Publishing House of Ancient Chinese Medical Books

图书在版编目（CIP）数据

《黄帝内经》针刺部位解密与应用 / 李平华等著 . —北京：中医古籍出版社，
2022.3

ISBN 978-7-5152-2385-8

Ⅰ . ①黄…　Ⅱ . ①李…　Ⅲ . ①《内经》–针刺疗法　Ⅳ . ① R221 ② R245.3

中国版本图书馆 CIP 数据核字（2021）第 279625 号

《黄帝内经》针刺部位解密与应用

李平华　孟祥俊　晁毓桥　马福文　著

责任编辑	刘　婷	
封面设计	韩博玥	
出版发行	中医古籍出版社	
社　　址	北京市东城区东直门内南小街 16 号（100700）	
电　　话	010–64089446（总编室）010–64002949（发行部）	
网　　址	www.zhongyiguji.com.cn	
印　　刷	廊坊市鸿煊印刷有限公司	
开　　本	710mm×1000mm　1/16	
印　　张	13.75	
字　　数	200 千字	
版　　次	2022 年 3 月第 1 版　2022 年 3 月第 1 次印刷	
书　　号	ISBN 978–7–5152–2385–8	
定　　价	58.00 元	

作者简介

李平华，男，汉族，1963年9月生，山东省巨野县人，主任医师，山东省第九届政协委员。从事针灸治疗、研究30余年，运用针灸、内经九针、小针刀、浮针、头针、火针等治疗颈肩腰腿痛等疗效显著，编撰出版了《黄帝内经九针疗法》《内经针法——五体针刺疗法》《内经针法——刺络放血》《〈黄帝内经〉刺皮疗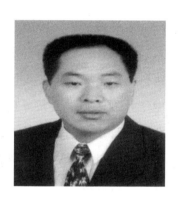法》《黄帝内经针刺疗法》《黄帝内经刺骨疗法》《〈黄帝内经〉刺筋疗法》《针灸腧穴疗法》《归经中药学》《小周天微铍针疗法》《腧穴筋膜扩张疗法》《肩周炎》《腰椎间盘突出症的非手术疗法》《颈椎病》《增生性膝关节炎的非手术疗法》《保守疗法治疗股骨头缺血坏死症》《面瘫的非手术疗法》《强直性脊柱炎的中医特色疗法》等专著，在省级以上学术刊物发表论文30余篇。1992年至1993年作为中医专家赴俄罗斯坐诊。

扫码与作者交流

作 者 简 介

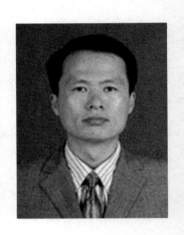

　　孟祥俊，男，1970 年 6 月生，河北省威县人，副主任医师，出身中医世家，毕业于山东医科大学，现任北京灵枢九针医学研究院院长，中华针刀医师学会常务理事，中华疼痛康复学会常务理事，河北省针刀医学会副秘书长，著名内经九针专家，从事骨伤疼痛、内科杂病治疗、研究 20 余年，运用内经九针、意象针灸、小针刀、埋线、火针、皮下针等治疗疑难杂症。国家级医学刊物发表论文二十余篇，编著出版了《黄帝内经九针疗法》《内经针法——五体针刺疗法》《内经针法——刺络放血》《〈黄帝内经〉刺皮疗法》《黄帝内经针刺疗法》《黄帝内经刺骨疗法》《〈黄帝内经〉刺筋疗法》《小周天微铍针疗法》《腧穴筋膜扩张疗法》《颈椎病》《保守疗法治疗股骨头缺血坏死症》《强直性脊柱炎的中医特色疗法》《现代骨关节病诊疗学》《灵枢九针治疗慢性疼痛的研究与临床》等书。

扫码与作者交流

作 者 简 介

晁毓桥，男，（1996–），山东枣庄人，中医执业医师，山东中医药大学 2020 级硕士研究生，跟随导师陈少宗教授从事腧穴作用规律及针刺调节规律的研究，曾独立设计完成国家实用新型专利一项，参与设计完成国家实用新型专利一项。

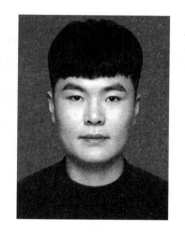

作者简介

马福文，男，山东省滕州人。中医主任医师，全国基层名老中医，第三批全国优秀中医临床人才，第二批山东省高层次优秀中医临床人才（学科骨干），主编、参编出版中医药专著10部，发表省级以上中医专业学术论文20余篇。临床擅用经方治疗心、脑病如冠心病、脑梗死、脑出血，神志病如失眠、焦虑、抑郁，脾胃病如慢性胃、肠炎，呼吸病如急慢性支气管炎、肺气肿，月经病如痛经、月经不调，肿瘤患者的调理等，临床疗效显著。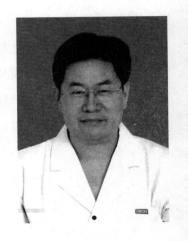

前　　言

　　针灸的三要素是针具、针刺部位、针刺方法，针刺部位是治疗时的施术部位，接受针刺治疗的刺激部位。《黄帝内经》（以下简称《内经》）是我国第一部医学专著，包括《素问》《灵枢》两部分，是中医的经典精华所在，对于针刺部位论述有经脉、经别、经筋、四时气、五邪、寒热病、癫狂病、热病、厥病、病本、杂病、根结、血络、背俞、刺疟、刺腰痛、皮部、经络、气穴、气府、骨空论、调经论、缪刺论等篇，但多为散在论述。《内经》时代用的是竹简，为了减少重量、成本和携带方便，文字及其精练、浓缩、原则，加之文字古奥，给后人学习、理解、运用带来障碍，运用受到很大限制，制约了针灸的运用、发展和疗效的提高。

　　我们通过反复学习、研读《内经》原著，进行分析，寻找各针刺部位性质、功效、之间联系、运用等内部规律，还原《内经》原貌，并注重与临床的结合，得到实践的检验，我们也获得了一些心得体会，并进行了总结、归纳、提升，彰显了《内经》的精辟、伟大，我们认为《内经》针刺部位实用、针对性强，至今仍具有很强的临床指导作用。

　　针灸部位是针灸施术接受治疗的部位，针灸选点准确与否，决定治疗效果，选点准确，则疗效较好，病向痊愈，选点偏差，则差之毫厘，谬以千里，影响疗效，所以根据患者症状、经络、腧穴、络穴等阳性反应、脉象，确定治疗部位。《内经》用药很少，基本是针灸疗法，是针灸书籍，很注重经络、腧穴等部位的选择、运用。《灵枢·本输第二》曰："凡刺之道，必通十二经脉之所终始，络脉之所别处，五输之所留，六腑之所与合，四时之所出入，五脏之所溜处，阔数之度，浅深之状，高下所至。"针刺部位以经脉腧穴、经筋结聚点、络脉络穴、反应点为主，也刺病理性经脉、络脉等。

针刺部位分为针刺经脉、络脉、腧穴、络穴、经筋、五体特殊部位等，由于经脉、络脉、经筋、腧穴、络穴、五体特殊部位等相互联系，融为一体，很难截然分开，故针刺这些部位也多有交叉，这里是以主要部位角度进行分类，有时含其他部位。为了便于学习、运用，对膝痛等六个病的针刺部位进行分析。

《内经》文字古奥，加之中间可能传抄之误，有些部分医家理解不统一，存在疑问，笔者对其中一小部分进行解析，可能读者仍存质疑，仅供参考，现在斗胆一并整理成书，形成了《〈黄帝内经〉针刺部位解密与应用》，奉献给读者，以期抛砖引玉，引起同行的关注，共同学习、提高。

本书是我们的初步总结，由于我们水平有限、学习《内经》还很肤浅，理解、运用肯定有不完善、不准确甚至错误之处，敬请广大专家、读者不吝指教。

编者
2021 年 1 月

目　　录

第一节 经 脉

《内经》针刺部位散在各篇，既见于经络的循行、分布，也见于各种病证的取穴等，可分为经脉、络脉、腧穴、络穴、经筋、五体、特殊部位等，由于其相互联系，且多有交叉，很难截然分开，为了便于学习运用，我们从主要针刺部位角度进行解读。

一、经脉之间的关系

经脉有路径之意，是经络系统中纵行的主干，经脉分为十二经脉、奇经八脉，十二经脉是经络的主体，为手太阴肺经、手厥阴心包经、手少阴心经、手阳明大肠经、手少阳三焦经、手太阳小肠经、足太阴脾经、足厥阴肝经、足少阴肾经、足阳明胃经、足少阳胆经、足太阳膀胱经等。

经脉之间关系是经脉间相互选取的理论依据，十二经脉除走行、交接关系外，还有表里关系、同名关系、生克关系、相邻关系等。

1. 表里经关系

表里经关系是经脉间最主要的关系，一是手足表里经在手足尖相交接，经气相通；二是属于同五行，属性相同；三是位于四肢内外侧同样位置，一阴一阳，一外一内；四是其所属脏腑也是表里关系，所以相互间有治疗作用，如手太阴肺经与手阳明大肠经相表里、足太阴脾经与足阳明胃经相表里、手少阴心经与手太阳小肠经相表里、足少阴肾经与足太阳膀胱经相表里、手厥阴心包经与手少阳三焦经相表里、足厥阴肝经与足少阳胆经相表里。《素问·血气形志第二十四》曰："足太阳少阴为表里，少阳与厥阴为表里，阳明与太阴为表里，是为足阴阳也。手太阳与少阴为表里，少阳与心主为表里，阳明与太阴为表里，是为手之阴阳也。"

2. 同名经关系

同名经关系也是主要的关系，一是同名阳经交接于头面，同名阴经交接于胸腹，经气直接相通；二是循行于上下肢同样的相对应部位；三是阴阳同气，同气相求；四是同向，即对侧上下肢同名经运动方向相同，同向相求，所以其名称相同，相互间针刺有治疗作用；五是同名经阴阳、气血相同。如手太阴肺经与足太阴脾经为同名经，位于上、下肢内侧前缘；手厥阴心包经与足厥阴肝经为同名经，位于上、下肢内侧中间；手少阴心经与足少阴肾经为同名经，位于上、下肢内侧后缘；手阳明大肠经与足阳明胃经为同名经，位于上、下肢外侧前缘；手少阳三焦经与足少阳胆经为同名经，位于上、下肢外侧中间；手太阳小肠经与足太阳膀胱经为同名经，位于上肢外侧后缘、下肢后侧。同名关系不但同侧上下肢同名、同气，更主要的是对侧上下肢同名、同气、同向，是巨刺、缪刺、同名经对应针刺法等选取对侧上下穴位的理论依据。

3. 生克关系等

经脉、脏腑分属五行，经脉又络属相应的脏腑，脏腑间有五行生克乘侮关系，经脉间也有生克乘侮关系，针刺选取经脉，既选取病变经脉，也可选取有生克乘侮关系的经脉，尤其复杂病证。同时腧穴分属五行，其间也有生克乘侮关系，选穴以经脉间生克乘侮关系为主，兼顾腧穴间的生克乘侮关系。

4. 相交会关系

经脉间在循行过程中还有交会关系，通过相互交会，经气相通，生理相互支持、为用，病理相互影响，治疗也可选取交会的经脉。

5. 相邻关系

相邻经脉虽然不直接通过经脉相连、相通，但通过络脉、皮部直接相连、相通，经气也有衔接、通融，位置比邻本身也是重要关系，生理也相互支持、为用，病理相互影响，相互间也有治疗作用，有时也相互选取，偶尔运用，西医认为相邻经脉可由相同神经节段支配。

二、选取经脉部位

针刺经脉，不是针刺部位的主渠道，主渠道应该是腧穴，但有些病变，经脉循行部位有阳性反应，没有腧穴，附近腧穴处又没有阳性改变，则辨证归经，选取阳性改变部位经脉针刺，是《内经》选取针刺部位重要部分。《素问·三部九候论第二十》曰："经病者，治其经。"一是根据临床症状，辨别归属脏腑，选择归属脏腑所属经脉。二是根据经脉循行，经脉循行部位的病证，选取相应的经脉。三是与其经脉同名、表里关系的经脉，经脉相通、相连，相互有治疗作用，选择相关经脉。四是经脉间有相交、相邻联系，除选本经经脉外，还选取与其相联系的经脉。五是脏腑间有生克乘侮关系，其所属经脉也存在生克乘侮关系，依据其关系可选择相应经脉。《素问·缪刺论第六十三》曰："凡刺之数，先视其经脉，切而从之，审其虚实而调之。不调者，经刺之。"

选择涉及病变经脉，其实针刺经脉接受点还应是腧穴（阿是穴）。《内经》没有点名腧穴的，即为本节之列，为选择针刺部位留下较大空间，但要坚持"宁失其穴，勿失其经"的原则。

1. 选取本经

经脉病的人迎、寸口脉诊偏盛偏衰不明显，说明不是表里阴阳盛衰二经病证，而是只影响一经。《灵枢·经脉第十》曰："不盛不虚，以经取之。"选择本经针刺，是最常用的选取经脉方法，可为一经，病情复杂也可为二经、多经。

（1）病证单纯、选择本经

《内经》单纯选取本经治疗病证较多，多种多样，较为常用，如多种腹满、心痛辨证归经，选取本经经脉针刺治疗。《灵枢·杂病第二十六》曰："腹满，大便不利，腹大，亦上走胸嗌，喘息喝喝然，取足少阴。腹满食不化，腹向向然，不能大便，取足太阴。心痛引腰脊，欲呕，取足少阴。心痛，腹胀啬啬然，大便不利，取足太阴。心痛引背，不得息，刺足少阴……心痛引小腹满，上下无常处，便溲难，刺足厥阴。心痛，但短气不足以息，刺手太阴。"

多种腰痛辨证归经，选取本经经脉针刺治疗。《素问·刺腰痛第四十一》曰："腰痛……不可以俯仰，刺足少阳……腰痛上寒不可顾，刺足阳明。上热，刺足太阴，中热而喘，刺足少阴。大便难，刺足少阴。少腹满，刺足厥阴。如折不可以俯仰，不可举，刺足太阳。引脊内廉，刺足少阴。"

多种疟病辨证归经，选取本经经脉针刺治疗。《素问·刺疟第三十六》曰："足少阳之疟，令人身体解㑊，寒不甚，热不甚，恶见人，见人心惕惕然，热多汗出甚，刺足少阳。足阳明之疟，令人先寒洒淅，洒淅寒甚久乃热，热去汗出，喜见日月光火气，乃快然，刺足阳明跗上。足太阴之疟，令人不乐，好大息，不嗜食，多寒热汗出，病至则善呕，呕已乃衰，即取之……足厥阴之疟，令人腰痛，少腹满，小便不利如癃状，非癃也，数便，意恐惧，气不足，腹中悒悒，刺足厥阴……脾疟者，令人寒，腹中痛，热则肠中鸣，鸣已汗出，刺足太阴。"

热病根据初始病变部位选取相应经脉针刺。《素问·刺热第三十二》曰："热病始于头首者，刺项太阳而汗出止。热病始于足胫者，刺足阳明而汗出止。"

厥病根据症状辨证归经，选取相应经脉针刺。《灵枢·杂病第二十六》曰："厥胸满，面肿，唇漯漯然，暴言难，甚则不能言，取足阳明。厥气走喉而不能言，手足清，大便不利，取足少阴。厥而腹向向然，多寒气，腹中谷谷。便溲难，取足太阴。嗌干，口中热如胶，取足少阴。"

耳聋根据痛否选择相应经脉治疗。《灵枢·杂病第二十六》曰："聋而不痛者，取足少阳；聋而痛者，取手阳明。"张介宾：足少阳之脉下耳后，支耳中，出耳前，手阳明之别者入耳，故当分痛与不通而补泻之。

根据怒的兼证选择相应经脉治疗，《灵枢·杂病第二十六》曰："喜怒而不欲食，言益小，刺足太阴；怒而多言，刺足少阳。"杨上善：怒肝木也，食脾土也，今木克土，怒不欲食，宜补足太阴，肝足厥阴怒也，足少阳多言也，故泻少阳也。

（2）本经病证稍复杂，两处、多处选取

有些病证，本经多处郁滞，需要上下等多处经脉针刺治疗，如足阳明胃经上下同取、同时补泻。《灵枢·刺节真邪第七十五》曰："大热遍身，狂而妄见、妄闻、妄言，视足阳明及大络取之，虚者补之，血而实者泻之。"

（3）涉及两经、多经，同时选取

有些病证，病情复杂，涉及两条、多条经脉，需要两经、多经同时针刺，如厥逆、寒热厥、振寒等。《灵枢·癫狂第二十二》曰："厥逆为病也，足暴清，胸若将裂，肠若将以刀切之，烦而不能食，脉大小皆涩，暖取足少阴，清取足阳明，清则补之，温则泻之。"《灵枢·寒热病第二十一》曰："热厥取足太阴、少阳，皆留之；寒厥取足阳明、少阴于足，皆留之。"《灵枢·口问第二十八》曰："黄帝曰：人之振寒者，何气使然？岐伯曰：寒气客于皮肤，阴气盛，阳气虚，故为振寒寒栗，补诸阳。"骨痹烦心取三阴经。《灵枢·寒热病第二十一》曰："骨痹，举节不用而痛，汗注烦心，取三阴之经补之。"

2. 选取表里经

表里经脉，直接连接，从经脉循环来说，手表里阴阳经相交于指尖，足表里阴阳经相交于趾尖，其经气直接相通，表里经还同属一个五行，五行之气相同，经别加强了表里经的联系，同时表里经一阴一阳，一内一外，针刺表里经有利阴阳平衡，故表里经相互间有调节作用，可相互选取，也可同时选取，选取表里经是《内经》最主要的选取方法之一。

（1）单纯表里经

单纯表里经针刺是选取相表里的两经针刺，是根据经脉"是动则病""是主所生病"的症状、脉象辨别表里经脉，选择表里经脉针刺，是临床常用选取经脉方法。《内经》列举了大量表里经脉双取病证，如阳虚阴盛，阴盛为主，取足少阴、足太阳表里两经，泻阴补阳。《灵枢·口问第二十八》曰："黄帝曰：人之欠者，何气使然？岐伯答曰：卫气昼日行于阳，夜半则行于阴。阴者主夜，夜者卧；阳者主上，阴者主下。故阴气积于下，阳气未尽，阳引而上，阴引而下，阴阳相引，故数欠。阳气尽，阴气盛，则目瞑；阴气尽而阳气盛，则寤矣。泻足少阴，补足太阳。"阳虚阴盛，阳虚为主，取足少阴、足太阳表里两经，补阳泻阴。《灵枢·口问第二十八》曰："黄帝曰：人之嚏者，何气使然？岐伯曰：此阴气盛而阳气虚，阴气疾而阳气徐，阴气盛而阳气绝，故为嚏。补足太阳，泻足少阴。"寒邪侵袭于胃，胃失和降，补足太阴、阳明表里两经，表里双补。《灵枢·口问第二十八》曰："黄帝曰：人之噫者，何气使然？岐伯曰：寒气客于胃，厥逆从下上散，复出于胃，故为噫。补足太阴、阳明。一曰补眉本也。"

经脉偏盛则选择表里两经，如太阳脏独至、厥喘虚气逆表里两经、下俞阴阳都用泻法，阳明脏独至，太阴脏搏者补阳泻阴，一阳独啸者泻阳补阴。《素问·经脉别论第二十一》曰："太阳脏独至，厥喘虚气逆，是阴不足阳有余也，表里当俱泻，取之下俞。阳明脏独至，是阳气重并也，当泻阳补阴，取之下俞……太阴脏搏者，用心省真，五脉气少，胃气不平，三阴也，宜治其下俞，补阳泻阴。一阳独啸，少阳厥也，阳并于上，四脉争张，气归于肾，宜治其经络，泻阳补阴。"

肝病选择足厥阴、少阳表里经针刺治疗。《素问·脏气法时论第二十二》曰："肝病者，两胁下痛引少腹，令人善怒；虚则目䀮䀮无所见，耳无所闻，善恐，如人将捕之。取其经，厥阴与少阳。气逆则头痛，耳聋不聪，颊肿，取血者。"

肝、心、脾、肾等五脏热病，需要针刺表里经脉同时治疗。《素问·刺热第三十二》曰："肝热病者，小便先黄，腹痛多卧，身热。热争则狂言乃惊，胁满痛，手足躁，不得安卧；庚辛甚，甲乙大汗，气逆则庚辛死。刺足厥阴、少阳。其逆则头痛员员，脉引冲头也。心热病者，先不乐，数日乃热。热争则卒心痛，烦闷善呕，头痛面赤，无汗；壬癸甚，丙丁大汗，气逆则壬癸死。刺手少阴、太阳。脾热病者，先头重，颊痛，烦心，颜青，欲呕，身热。热争则腰痛，不可用俯仰，腹满泄，两颔痛；甲乙甚，戊己大汗，气逆则甲乙死。刺足太阴、阳明……肾热病者，先腰痛胻酸，苦渴数饮，身热。热争则项痛而强，胻寒且酸，足下热，不欲言，其逆则项痛员员澹澹然；戊己甚，壬癸大汗，气逆则戊己死。刺足少阴、太阳。"

肺、肾疟选择相应表里两经脉针刺治疗。《素问·刺疟第三十六》曰："肺疟者，令人心寒，寒甚热，热间善惊，如有所见者，刺手太阴、阳明……肾疟者，令人洒洒然，腰脊痛宛转，大便难，目眴眴然，手足寒，刺足太阳、少阴。"厥头痛面若肿起烦心，取足阳明、太阴表里经针刺。《灵枢·厥病第二十四》曰："厥头痛，面若肿起而烦心，取之足阳明、太阴。"热病始手臂痛，刺手阳明、太阴表里经。《素问·刺热第三十二》曰："热病始手臂痛者，刺手阳明、太阴，而汗出止。"

还有许多选取表里经。如《灵枢·口问第二十八》曰："唏者，阴与阳绝，故补足太阳，泻足少阴……噫者，补足太阴、阳明。"《灵枢·五乱第三十四》曰："气在于肠胃者，取之足太阴、阳明；不下者，取之三里。"

风厥太阳受邪，少阴受影响，太阳、少阴共病，太阳、少阴表里两经针刺并服药治疗。《素问·评热病论第三十三》曰："帝曰：有病身热，汗出烦满，烦满不为汗解，此为何病？岐伯曰：汗出而身热者，风也；汗出而烦满不解者，厥也，病名曰风厥。帝曰：愿卒闻之？岐伯曰：巨阳主气，故先受邪，少阴与其为表里也，得热则上从之，从之则厥也。帝曰：治之奈何？岐伯曰：表里刺之，饮之服汤。"

（2）表里经加其他经脉、腧穴针刺

病情较为复杂者，除表里经病，还涉及其他经脉，需要表里两经加其他经、腧穴综合治疗，如狂言、惊、善笑、好歌乐，内闭不得溲等病分别取手太阴阳明配其手太阳经、足少阴太阳经配合骶上、足太阴阳明配合足厥阴经。《灵枢·癫狂第二十二》曰："狂言、惊、善笑、好歌乐、妄行不休者，得之大恐，治之取手阳明、太阳、太阴……内闭不得溲，刺足少阴、太阳与骶上以长针，气逆则取其太阴、阳明、厥阴。"

部分经脉病证，涉及双表里经，取双表里经，如狂始发、少卧、不饥，取手太阴、阳明、少阴、太阳经。《灵枢·癫狂第二十二》曰："狂始发，少卧，不饥，自高贤也，自辩智也，自尊贵也，善骂詈，日夜不休，治之取手阳明、太阳、太阴、舌下、少阴。视之盛者，皆取之，不盛释之也。"而且还有表里两经针刺，并配合同时放血的，如肝病取足厥阴肝经与足少阳胆经针刺、放血。《素问·脏气法时论第二十二》曰："肝病者，两胁下痛引少腹，令人善怒；虚则目䀮䀮无所见，耳无所闻，善恐，如人将捕之。取其经，厥阴与少阳。气逆则头痛，耳聋不聪，颊肿，取血者。"

惊风病针刺经脉、腧穴比较多，除手少阴、太阳表里经脉，还选手太阴经、足阳明经及踝上腧穴针刺。《素问·通评虚实论第二十八》曰："刺痫惊脉五，针手太阴各五，刺经太阳五，刺手少阴经络旁者一，足阳明一，上踝五寸，刺三针。"

3. 选取同名经

同名经脉相互连接，从经脉循环来说，手足同名阳经交接于头面，手足同名阴经交接于胸腹，其气直接相通，同名经还位于上下肢相对应同样部位，人体活动上下肢对侧同名经同向，密切配合协调，手足同名经同气相求、同向相求，相互有治疗作用，同时针刺，效果更好，如头半寒痛选择手足双同名经少阳、阳明经。《灵枢·厥病第二十四》曰："头半寒痛，先取手少阳、阳明，后取足少阳、阳明。"有时需要同名经配合其他经针刺治疗，如狂、目妄见、耳妄闻、善呼取手足太阴同名经外还取手太阳、阳明经等，也可以认为是手太阴阳明表里经加手太阳足太阴经等。《灵枢·癫狂第二十二》曰："狂、目妄见、耳妄闻、善呼者，少气之所生也，治之取手太阳、太阴、阳明、足太阴、头、两颜。"

4. 选取同名表里经

同名表里经是选择同名经，再加其表里经，或选择表里经、再加其同名经，也可以看成双同名、表里经，由于多层关系，联系紧密，效果较好，用以较复杂病证的针刺，如疟出现寒冷，需要手足阳明太阴同名、表里经针刺。《素问·刺疟第三十六》曰："疟方欲寒，刺手阳明太阴、足阳明太阴。"狂者多食、善见鬼神、善笑而不发于外者取手足同名表里经太阴、阳明加太阳经针刺。《灵枢·癫狂第二十二》曰："狂者多食、善见鬼神、善笑而不发于外者，得之有所大喜，治之取足太阴、太阳、阳明，后取手太阴、太阳、阳明。"

5. 选取生克乘侮经

经脉五行间存在生克乘侮关系，临床根据症状，选择相互间有五行生克乘侮关系的经脉针刺，如哕病选择手太阴肺经、足少阴肾经，肺属金，肾、膀胱属水，选择补手太阴肺经、泻少阴肾经，以补母泻子。《灵枢·口问第二十八》曰："黄帝曰：人之哕者，何气使然？岐伯曰：谷入于胃，胃气上注于肺。今有故寒气与新谷气，俱还入于胃，新故相乱，真邪相攻，气并相逆，复出于胃，故为哕。补手太阴，泻足少阴。"皮寒热者，不可附席，毛发焦，鼻槁腊，不得汗补手太阴经，泻足太阳经，以补母泻子。《灵枢·寒热病第二十一》曰："皮寒热者，不可附席，毛发焦，鼻槁腊，不得汗。取三阳之络，以补手太阴。"

6. 脏腑辨证取经

根据临床症状、脏腑生理功能，辨别所属脏腑，选择脏腑的经脉针刺，如肾主骨，开窍于耳，热病先身重、骨痛、耳聋、好瞑，取肾经针刺。《素问·刺热第三十二》曰："热病先身重，骨痛，耳聋，好瞑，刺足少阴，病甚为五十刺。"肾主骨，循舌下，舌纵涎下烦悗、腹胀烦悗取足少阴经，肺主皮、司汗孔开合，邪在表取手太阴经。《灵枢·寒热病第二十一》曰："舌纵涎下，烦悗，取足少阴。振寒洒洒，鼓颌，不得汗出，腹胀烦悗，取手太阴。"肾为后天之本，气之根，气虚重及肾者选取足少阴经。《灵枢·癫狂第二十二》曰："少气，身漯漯也，言吸吸也，骨酸体重，懈惰不能动，补足少阴。"肝经循行于少腹、阴器，少腹，小便病等取肝经治疗。《灵枢·杂病第二十六》曰："小腹满大，上走胃，至心，淅淅身时寒热，小便不利，取足厥阴。"还有欠、哕、嚏、涎下、振寒分别取足少阴、手太阴足少阴、足太阳、足少阴、手太阴经。《灵枢·口问第二十八》曰："肾主为欠，取足少阴；肺主为哕，取手太阴、足少阴……嚏者，补足太阳、眉本……涎下，补足少阴。"《灵枢·寒热病第二十一》曰："振寒洒洒，鼓颔，不得汗出，腹胀烦悗，取手太阴。"疟根据渴与不渴，选取足太阳、少阳经脉。《素问·刺疟第三十六》曰："疟不渴，间日而作，刺足太阳。渴而间日作，刺足少阳。"

7. 取相邻经

相邻经各有其循行路线，多没有直接联系，相邻经的联系是通过络脉、皮部实现的，络脉横行，相邻经络脉、皮部直接相连，也具有治疗作用，有时选相邻经脉针刺，五行木能生火，忧思太息，补手少阴、心主两邻经，加足少阳经以舒阳气。《灵枢·口问第二十八》曰："黄帝曰：人之太息者，何气使然？岐伯曰：忧思则心系急，心系急则气道约，约则不利，故太息以伸出之。补手少阴、心主、足少阳，留之也。"张介宾：手少阴，心经也。心主，手厥阴经也。足少阳、胆经也。助木火之脏，则阳气可舒，抑郁可解，故皆宜留针补之。

8. 治病求本

治病求本，是首选先发病经脉，病起于阴经后传于阳经的，先治疗阴经，以求其本，然后治疗阳经，以治其标，病起于阳经后传于阴经的，先治疗阳经，以求其本，然后治疗阴经，以治其标。《灵枢·终始第九》曰："病先起阴者，先治其阴而后治其阳；病先起阳者，先治其阳而后治其阴。"张介宾："此以经络部位言阴阳也，病之在阴在阳，起有先后，先者病之本，后者病之标，治必先其本。"头重、臂重、足重等刺其病初发部位，以治其本。《灵枢·终始第九》曰："病生于头者头重；生于手者臂重；生于足者足重。治病者先刺其病所从生者也。"

9. 其他经

还有一些经脉，属于经验选取，如热病先眩冒而热，胸胁满选取足少阴、少阳二经，调节枢机。《素问·刺热第三十二》曰："热病先眩冒而热，胸胁满，刺足少阴、少阳。"腰痛上寒选取足太阳阳明经脉。《素问·刺腰痛第四十一》曰："腰痛上寒，刺足太阳阳明。"

热病数惊，锋针点刺放血，没有具体到经。《灵枢·热病第二十三》曰："热病数惊，瘛疭而狂，取之脉，以第四针，急泻有余者。"

第二节　络　脉

一、络脉概念

络有网络之意，络脉是经脉分出的分支，较经脉细小，以横行为主，纵横交错，网络全身，无处不到，对全身无缝隙、全覆盖。《灵枢·脉度第十四》曰："经脉为里，支而横者为络。"络脉循行体表，可以看到。《灵枢·经脉第十》曰："诸脉之浮而常见者，皆络脉也……脉之见者皆络脉也……诸络脉皆不能经大节之间，必行绝道而出入，复合于皮中，其会皆见于外。"络脉也可循行体内，不能看到，这是络脉可治疗深部病变的依据。

二、分类

络脉根据大小、深浅、上下、内外等分为别络、孙络、浮络、阳络、阴络、脏腑之络等，是络脉最常用分类方法。

1. 别络

别络是络脉系统中比较主要的部分，亦是络脉的主干，对全身无数细小的络脉起着主导作用。络脉从较大的别络分出后，脉气逐渐细小，同躯干各部组织发生紧密联系。别络多为斜行的支脉，十五别络有本经别走邻经之意，共有十五支，包括十二经脉在四肢各分出的络，躯干部的任脉络、督脉络及脾之大络，十五别络的功能是加强表里阴阳两经的联系与调节作用，各有其循行路线、位置。《灵枢·经脉第十》曰："手太阴之别，名曰列缺。起于腕上分间，并太阴之经直入掌中，散入于鱼际……取之去腕一寸半。别走阳明也。手少阴之别，名曰通里。去腕一寸，别而上行，循经入于心中，系舌本，属目系……取之腕后一寸，别走太阳也。手心主之别，名曰内关。去腕二寸，出于两筋之间，循经以上系于心包，络心系……取之两筋间也。手太阳之别，名曰支正。上腕五寸，内注少阴；其别者，上走肘，络肩髃……手阳明之别，名曰偏历。去腕三寸，别入太阴；其别者，上循臂，乘肩髃，上曲颊偏齿；其别者，入耳合于宗脉……手少阳之别，名曰外关。去腕二寸，外绕臂，注胸中，合心主……足太阳之别，名曰飞阳。去踝七寸，别走少阴……足少阳之别，名曰光明。去踝五寸，别走厥阴，下络足跗……足阳明之别，名曰丰隆。去踝八寸，别走太阴；其别者，循胫骨外廉，上络头项，合诸经之气，下络喉嗌……足太阴之别，名曰公孙。去本节之后一寸，别走阳明；其别者，入络肠胃……足少阴之别，名曰大钟。当踝后绕跟，别走太阳；其别者，并经上走于心包，下外贯腰脊……足厥阴之别，名曰蠡沟。去内踝五寸，别走少阳；其别者，循胫上睾，结于茎……任脉之别，名曰尾翳。下鸠尾，散于腹……督脉之别，名曰长强。挟脊上项，散头上，下当肩胛左右，别走太阳，入贯膂……脾之大络，名曰大包。出渊腋下三寸，布胸胁……此脉若罗络之血者。"

2. 孙络

从别络所分出的细小络脉，称为孙络。《灵枢·脉度第十四》曰："络之别者为孙。"孙络为最细小络脉，属络脉分支、末梢，遍布全身，是络脉内外的分界处，也是络脉内外之气的交会处、交通处，有三百六十五处，具有"以溢奇邪，以通荣卫"的作用。《素问·气穴论第五十八》曰："孙络三百六十五穴会，亦以应一岁，以溢奇邪，以通荣卫。"这是因为孙络分布范围最广，最先接触到病邪，当病邪侵犯时，孙络和卫气发挥了抵御作用，只有到脉内，营气才能发挥作用。临床上发现的体表血络、反应点，是病理孙络分布的所在，也多是卫气所停留和邪气所侵犯的部位。

3. 浮络

分布于皮肤表面的络脉，称为浮络，即《灵枢·经脉第十》曰："诸脉之浮而常见者……复合于皮中，其会皆见于外。"浮络是浮行于浅表皮部而浮现的络脉，分布广泛，有沟通经脉、输达肌表的作用。络脉瘀滞往往在浮络表现出来，而出现粗大怒张紫暗，也就是血络（结络）。

浮络根据所在十二皮部的位置不同，将其分为三阴、三阳的浮络，《内经》将同名皮部、浮络放在一起论述，也说明同名络脉的密切关系，浮络反映三阴、三阳络脉的运行状况，也是辨证归络，循皮部络脉选取血络的理论依据。《素问·皮部论第五十六》曰："阳明之阳，名曰害蜚，上下同法，视其部中有浮络者，皆阳明之络也。其色多青则痛，多黑则痹，黄赤则热，多白则寒，五色皆见，则寒热也。络盛则入客于经，阳主外，阴主内。少阳之阳，名曰枢持，上下同法，视其部中有浮络者，皆少阳之络也。络盛则入客于经，故在阳者主内，在阴者主出，以渗于内，诸经皆然。太阳之阳，名曰关枢，上下同法，视其部中有浮络者，皆太阳之络也。络盛则入客于经。少阴之阴，名曰枢儒，上下同法，视其部中有浮络者，皆少阴之络也。络盛则入客于经，其入经也，从阳部注于经，其出者，从阴内注于骨。心主之阴，名曰害肩，上下同法，视其部中有浮络者，皆心主之络也。络盛则入客于经。太阴之阴，名曰关蛰，上下同法，视其部中有浮络者，皆太阴之络也。络盛则入客于经。凡十二经络脉者，皮之部也。"

络脉现于体表的颜色、形态的变化，即络脉怒张粗大紫暗显现，但不高出皮肤，甚至稍低于皮肤，多呈线性凹陷，为络脉聚集瘀积内收之处，有横行、纵行、斜行、不规则等，医生易于识别、掌握，是针刺放血的部位，通过刺络放血，使血迅速排出，外邪、瘀血随之外排，症状随即消失。《内经》从各个方面进行了重点论述、反复强调，充分显示其重要性。《灵枢·经脉第十》曰："诸刺络脉者，必刺其结上。"《素问·三部九候论第二十》曰："孙络病者治其孙络血……上实下虚，切而从之，索其结络脉，刺出其血，以见通之。"《灵枢·血络论第三十九》曰："血脉盛者，坚横以赤，上下无常处，小者如针，大者如筋，则而泻之万全也。"《灵枢·脉度第十四》曰："经脉为里，支而横者为络，络之别者为孙。盛而血者疾诛之，盛者泻之。"《素问·调经论第六十二》曰："视其血络，刺出其血，无令恶血得入于经，以成其疾。"《灵枢·根结第五》曰："久痹不去身者，视其血络，尽出其血。"《素问·缪刺论第六十三》曰："有痛而经不病者，缪刺之。因视其皮部有血络者尽取之，此缪刺之数也。"《灵枢·经脉第十》曰："凡刺寒热者皆多血络，必间日而一取之，血尽而止，乃调其虚实。"《灵枢·水胀第五十七》曰："黄帝曰：肤胀、鼓胀可刺邪？岐伯曰：先泻其胀之血络，后调其经，刺去其血络也。"《素问·血气形志第二十四》曰："凡治病必先去其血，乃去其所苦，伺之所欲，然后泻有余，补不足。"《素问·长刺节论第五十五》曰："病风且寒且热，炅汗出，一日数过，先刺诸分理络脉；汗出且寒且热，三日一刺，百日而已。"

4. 血络

血络形状根据瘀滞的程度、时间长短、络脉大小、粗细等表现多种多样，长短、粗细不同，形状各异。《内径》称为"小者如针""大者如筋"等，血络形状、大小反映络脉郁滞程度，越长越粗说明郁滞越重。《灵枢·血络论第三十九》曰："血脉盛者，坚横以赤，上下无常处，小者如针，大者如筋。"临床形状主要有蚯蚓状、点状、结节状、短棒状、卧蚕状、豆状、疮状、蜘蛛状、人字状、树枝状等等。

三、血络特性

血络是病理性络脉，有膨胀充盈、内收两方面的特性，都反映了络脉瘀阻的程度。

1. 血络充盈

邪入络脉，络脉郁滞，不但有形状改变，还有瘀积程度、充盈程度和压力增加、刺之摄血等的改变。《内经》描述为"独坚""盛坚""盛者""坚横""坚""盛"等，充盈程度反映络脉郁滞程度，压力越大、越"坚""盛"说明郁滞越重，病情越重。《灵枢·九针十二原第一》曰："血脉者，在腧横居，视之独澄，切之独坚。"《灵枢·血络论第三十九》曰："血脉盛者，坚横以赤，上下无常处，小者如针，大者如筋，则而泻之万全也。"《灵枢·脉度第十四》曰："经脉为里，支而横者为络，络之别者为孙。

盛而血者疾诛之。"《素问·疟论第三十五》曰："疟之且发也，阴阳之且移也，必从四末始也。阳已伤，阴从之，故先其时坚束其处，令邪气不得入，阴气不得出，审候见之，在孙络盛坚而血者，皆取之，此真往而未得并者也。"《灵枢·卫气失常第五十九》曰："血气之输，输于诸络，气血留居，则盛而起。"

2. 血络内收

血络充盈集聚，压力增加，是膨胀的一面，还有邪瘀聚集、浓缩、内收的一面，表现为血络粗大怒张，不但不高于皮肤，而且多呈线性凹陷，低于皮肤，往往瘀积越重越收缩，瘀血浓度越高，刺血越紫暗，静脉曲张多高于皮肤且空虚，这也是血络与静脉曲张的区别所在。

四、血络色泽

正常的络脉颜色，阴络深在内，与经接近，其色与经相应，颜色相同，与其络属的脏腑颜色相一致，其实阴络不能看到；阳络浅在体表，距经较远，受经脉颜色的影响较小，但接受外界气候变化刺激较重，颜色受四季气候变化的影响，秋冬多寒，出现青黑色，春夏多热，出现黄赤色，为正常络脉颜色，不是发病。《素问·经络论第五十七》曰："阴络之色应其经，阳络之色变无常，随四时而行也。寒多则凝泣，凝泣则青黑；热多则淖泽，淖泽则黄赤，此皆常色，谓之无病。"

病理状态下络脉颜色发生改变，多为青、青红、蓝、蓝紫、黑、红、淡红、鲜红、暗红等，青黑色多为寒痛，白色多寒，赤、黄色多热。《素问·皮部论第五十六》曰："其色多青则痛，多黑则痹，黄赤则热，多白则寒，五色皆见，则寒热也。"《灵枢·经脉第十》曰："凡诊络脉，脉色青则寒且痛，赤则有热。胃中寒，手鱼之络多青矣；胃中有热，鱼际络赤。其暴黑者，留久痹也；其有赤有黑有青者，寒热气也；其青短者，少气也。"《灵枢·血络论第三十九》曰："血脉盛者，坚横以赤。"

五、血络分布特点

血络在机体的分布，不是均匀分布，而是有其特点，络脉易于郁滞处分布较多，有的部位很少，甚至没有。

1. 血络多位于肘膝腕踝关节附近

血络分布部位较多，全身皆可出现，但以肘膝腕踝关节附近为多，尤其膝后面、内面、外面，因为关节处皮肤松弛，皱褶多，经络循行曲折而不顺直，易于瘀滞，多见血络。《灵枢·杂病第二十六》曰："衄血，取手太阳，不已，刺宛骨下，不已，刺腘中出血。"《素问·刺腰痛第四十一》曰："足太阳脉令人腰痛，引项脊尻背如重状，刺其郄中太阳正经出血，春无见血。少阳令人腰痛，如以针刺其皮中，循循然不可以俯仰，不可以顾，刺少阳成骨之端出血，成骨在膝外廉之骨独起者，夏无出血……腰痛侠脊而痛几几然，目䀮䀮，欲僵仆，刺足太阳郄中出血。"《素问·刺疟第三十六》曰："足太阳之疟，令人腰痛头重，寒从背起，先寒后热，熇熇暍暍，热止汗出，难已，刺郄中出血。"

2. 血络足经、阳经多

根据络脉循行部位及其皮部血络部位，临床发现血络足经、阳经多且大，手经、阴经少且小。

足太阳腘中血络为临床最多见的血络，多粗大色青黑，形状各异，数目较多，大小粗细不均，多向上下直接、间断延伸，也横向分布，为足太阳络脉郁滞所致。《素问·刺腰痛第四十一》曰："足太阳脉令人腰痛，引项脊尻背如重状，刺其郄中太阳正经出血，春无见血……腰痛侠脊而痛几几然，目䀮䀮，欲僵仆，刺足太阳郄中出血。"《素问·刺疟第三十六》曰："足太阳之疟，令人腰痛头重，寒从背起，先寒后热，熇熇暍暍，热止汗出，难已，刺郄中出血。"《灵枢·杂病第二十六》曰："厥，挟脊而痛至顶，头沉沉然，目䀮䀮然，腰脊强，取足太阳腘中血络。"《灵枢·热病》曰："风痉身反折，先取足太阳及腘中及血络出血；中有寒，取三里。"

足少阳血络临床较为常见，多位膝关节及其上下小腿外侧等足少阳皮部处，为足少阳络脉郁滞所致。《素问·刺腰痛第四十一》曰："少阳令人腰痛，如以针刺其皮中，循循然不可以俯仰，不可以顾，刺少阳成骨之端出血，成骨在膝外廉之骨独起者，夏无出血。"《灵枢·四时气第十九》曰："善呕，呕有苦，长太息，心中憺憺，恐人将捕之，邪在胆，逆在胃，胆液泄则口苦，胃气逆则呕苦，故曰呕胆。取三里以下胃气逆，则刺少阳血络以闭胆逆，却调其虚实以去其邪。"

足阳明血络少见，多位膝关节、小腿前外侧等足阳明皮部处，为足阳明络脉郁滞所致。《素问·刺疟第三十六》曰："胃疟者，令人且病也，善饥而不能食，食而支满腹大，刺足阳明、太阴横脉出血。"

足少阴血络是足三阴经最多者，临床也较常见，多位大腿、膝关节、小腿内后侧等足少阴皮部处，为足少阴络脉郁滞所致。《灵枢·寒热病第二十一》曰："骨寒热者，病无所安，汗注不休，齿未槁，取其少阴于阴股之络。"

足少阴、太阳并见血络常见。《素问·脏气法时论第二十二》曰："心病者，胸中痛，胁支满，胁下痛，膺背肩胛间痛，两臂内痛；虚则胸腹大，胁下与腰相引而痛，取其经，少阴太阳，舌下血者。其变病，刺郄中血者。"

足太阴、厥阴血络临床也可见到，相对来说足厥阴血络最少，足太阴、厥阴血络多位膝关节、小腿内侧等足太阴、厥阴皮部处，为足太阴、厥阴络脉郁滞所致。《灵枢·热病第二十三》曰："心疝暴痛，取足太阴、厥阴，尽刺去其血络。"《灵枢·癫狂第二十二》曰："狂而新发，未应如此者，先取曲泉左右动脉及盛者见血，有顷已。"

手阳明血络位于上肢前外侧手阳明皮部处，临床偶尔出现，为手阳明络脉郁滞所致。《灵枢·杂病第二十六》曰："颅痛，刺手阳明与颅之盛脉出血。"

3. 有些部位血络较少

有些络脉郁滞血络较少，《内经》偶尔涉及，如皮肤之络、手背血络、阴跷血络、耳间血络、舌下血络等。

皮肤之络：《灵枢·四时气第十九》曰："温疟汗不出，为五十九痏。风痿肤胀，为五十七痏，取皮肤之血者，尽取之。"

手背血络：《素问·缪刺论第六十三》曰："缪传引上齿，齿唇寒痛，视其手背脉血者去之，足阳明中指爪甲上一痏，手大指次指爪甲上各一痏，立已。左取右，右取左。"

阴跷血络：《灵枢·热病第二十三》曰："癃，取之阴跷及三毛上及血络出血。"

耳间血络：《灵枢·五邪第二十》曰："邪在肝，则两胁中痛，寒中，恶血在内，行善掣，节时肿。取之行间以引胁下，补三里以温胃中，取血脉以散恶血，取耳间青脉以去其掣。"

4. 内在血络

常规血络表现于体表，肉眼可见，但络脉既分布于体表，又分布于体内，且体表与体内络脉相互连通、相互影响，奇邪等外邪侵袭，顺大络既可外侵浮络，也可内侵体内孙络，如内脏络脉郁滞，形成肉眼不可见血络，引起脏腑功能失调，为络脉运行异常的内脏病证，《灵枢·百病始生第六十六》曰："阳络伤则血外溢，血外溢则衄血；阴络伤则血内溢，血内溢则后血。肠胃之络伤，则血溢于肠外，肠外有寒，汁沫与血相抟，则并合凝聚不得散，而积成矣。"

内脏络脉瘀滞也是常见的络脉病理表现，临床有较高发病率，其可以单独出现，只有内脏症状，也可与体表血络同时出现，表现为体表、内脏同时出现症状，治疗应选择体表络脉，点刺血络、络穴，祛除奇邪等外邪、疏通络脉，通过络脉的调节，疏通内脏络脉，达到通过针刺体表血络，治疗内脏血络郁滞的目的，如邪客于足少阴之络出现内脏症状，针刺体表血络。《素问·缪刺论第三十六》曰："邪客于足少阴之络，令人卒心痛，暴胀，胸胁支满无积者，刺然骨之前出血，如食顷而已；不已，左取右，右取左，病新发者，取五日已……邪客于足少阴之络，令人嗌痛，不可内食，无故善怒，气上走贲上。刺足下中央之脉，各三痏，凡六刺，立已。左刺右，右刺左。嗌中肿，不能内，唾时不能出唾者，刺然骨之前，出血立已。左刺右，右刺左。"

六、临床运用

刺络选取血络与普通针刺选取经脉相似，但有其特殊性。《内经》也给予充分论述，主要有局部取络、本络脉取络、同名络脉取络、表里络脉取络，还有辨证取络、相邻取络、对侧取络等。《素问·缪刺论第六十三》曰："有痛而经不病者缪刺之，因视其皮部有血络者尽取之，此缪刺之数也。"《素问·三部九候论第二十》曰："上实下虚，切而从之，索其结络脉，刺出其血，以见通之。"《灵枢·经脉第十》曰："凡此十五络者，实则必见，虚则必下，视之不见，求之上下。人经不同，络脉异所别也。"《素问·三部九候论第二十》曰："孙络病者治其孙络血；血病身有痛者治其经络。其病者在奇邪，奇邪之脉则缪刺之。"《灵枢·寒热病第二十一》曰："厥痹者，厥气上及腹，取阴阳之络，视主病也，泻阳补阴经也。"

1. 取本络脉血络

络脉循行虽然以横行为主，但其从经脉发出，从属于经脉，其取络脉原则同经脉，本络脉取络，病变与所取络脉在同一条经络、皮部的循行路线上，只是上下等位置不同，循络脉、皮部选取血络针刺，而且多取下部膝部以下血络，如各种腰痛选取络脉、皮部循行线上血络放血。《素问·刺腰痛第四十一》曰："足太阳脉令人腰痛，引项脊尻背如重状，刺其郄中太阳正经出血，春无见血。少阳令人腰痛，如以针刺其皮中，循循然不可以俯仰，不可以顾，刺少阳成骨之端出血，成骨在膝外廉之骨独起者，夏无见血。阳明令人腰痛，不可以顾，顾如有见者，善悲，刺阳明于骱前三痏，上下和之出血，秋无见血。足少阴令人腰痛，痛引脊内廉，刺少阴于内踝上二痏，春无见血，出血太多，不可复也。"

足太阳疟、肝疟选取其络脉、皮部循行线上血络放血。《素问·刺疟第三十六》曰："足太阳之疟，令人腰痛头重，寒从背起，先寒后热，熇熇暍暍，热止汗出，难已，刺郄中出血……肝疟者，令人色苍苍然，太息，其状若死者，刺足厥阴见血。"厥挟脊而痛至顶，选取足太阳血络放血。《灵枢·杂病第二十六》曰："厥，挟脊而痛至顶，头沉沉然，目眩眩然，腰脊强，取足太阳腘中血络。"

卒心痛、暴胀、胸胁支满无积，中热而喘取足少阴血络放血。《素问·缪刺论第六十三》曰："邪客于足少阴之络，令人卒心痛，暴胀，胸胁支满无积者，刺然骨之前出血，如食顷而已。"《灵枢·杂病第二十六》曰："中热而喘，取足少阴腘中血络。"

有时除选取本络脉血络外，还加取腧穴针刺治疗，如风痉身反折取足太阳血络、三里针刺，血络、腧穴同用。《灵枢·热病第二十三》曰："风痉身反折，先取足太阳及腘中及血络出血；中有寒，取三里。"

2. 取表里络脉血络

表里络脉取络是一络脉有病，除取本络脉血络外，还选取与其相表里络脉的血络针刺治疗。如胃疟者善饥而不能食，食而支满腹大，取足阳明、太阴表里血络针刺。《素问·刺疟第三十六》曰："胃疟者，令人且病也，善饥而不能食，食而支满腹大，刺足阳明、太阴横脉出血。"

心病者取足少阴、太阳表里血络针刺放血。《素问·脏气法时论第二十二》曰："心病者，胸中痛，胁支满，胁下痛，膺背肩胛间痛，两臂内痛；虚则胸腹大，胁下与腰相引而痛，取其经，少阴太阳，舌下血者。其变病，刺郄中血者。"

肺热病取手太阴、阳明表里血络针刺。《素问·刺热第三十二》曰："肺热病者，先淅然厥，起毫毛，恶风寒，舌上黄，身热。热争则喘咳，痛走胸膺背，不得大息，头痛不堪，汗出而寒；丙丁甚，庚辛大汗，气逆则丙丁死。刺手太阴、阳明，出血如大豆，立已。"

有时病情复杂，单取表里血络针刺放血，疗效欠佳，需要配合其他血络针刺，以增强疗效，如脾病较重，除选择足太阴、阳明表里血络外，还需加足少阴血络针刺放血。《素问·脏气法时论第二十二》曰："脾病者，身重善肌肉痿，足不收行，善瘈脚下痛；虚则腹满肠鸣，飧泄食不化。取其经，太阴阳明少阴血者。"

3. 取同名络脉血络

同名络脉取血络，就是络脉病变除取本络脉血络外，还要取与之同名络脉的血络进行针刺治疗，如衄血取手太阳，不已刺足太阳腘中出血。《灵枢·杂病第二十六》曰："衄血，取手太阳，不已，刺宛骨下，不已，刺腘中出血。"也可单取同名络脉血络。

4. 取局部血络

肢体疼痛等局部病证，在病变局部寻找变粗、变硬血络而刺之出血，使瘀血、外邪尽出，也有较好疗效。《灵枢·官针第七》曰："络刺者，刺小络之血脉也……豹文刺者，左右前后针之，中脉为故，以取经络之血者，此心之应也。"《灵枢·厥病第二十四》曰："耳鸣，取耳前动脉。"

5. 取相邻络脉血络

络脉分布于经脉周围，经脉循行各有其路线，相互间有一定距离（交会除外），相邻络脉则是横行直接相连，没有间隙，其气相通，相互间有治疗作用，所以络脉病证，可选取相邻血络针刺，如心疝暴痛取足太阴、厥阴相邻络脉针刺放血。《灵枢·热病第二十三》曰："心疝暴痛，取足太阴、厥阴，尽刺去其血络。"杨上善：足太阴注心中，足厥阴从肝注肺，故心暴疝，取此二脉，去其血络也。

6. 辨证取血络

辨证取络更能体现中医的整体观念和辨证归络的原则，是选取络脉的重要原则。辨证取络就是辨别病变所属脏腑、经脉、络脉，选取脏腑、络脉的血络进行针刺。如肌寒热者肌痛，毛发焦而唇槁腊，不得汗取脾经补益，足太阳血络放血以泻热。《灵枢·寒热病第二十一》曰："肌寒热者，肌痛，毛发焦而唇槁腊，不得汗。取三阳于下以去其血者，补足太阴以出其汗。"

临床还有很多辨证归经、归络，循络脉选择血络，如阳明多气多血，疟发身方热，刺阳明跗上动脉出血。《素问·刺疟第三十六》曰："疟发身方热，刺跗上动脉，开其空，出其血，立寒。"肾为气之根，短气，息短不属，动作气索取足少阴血络出血，当然虚证宜少出血。《灵枢·癫狂第二十二》曰："短气，息短不属，动作气索，补足少阴，去血络也。"肾主骨、齿为骨之余，骨寒热者，病无所安，汗注不休，齿未槁取少阴阴股血络出血。《灵枢·寒热病第二十一》曰："骨寒热者，病无所安，汗注不休，齿未槁，取其少阴于阴股之络。"足厥阴、跷脉循行前阴，小便障碍取阴跷、足厥阴三毛上及血络出血。《灵枢·热病第二十三》曰："癃，取之阴跷及三毛上及血络出血。"

7. 取对侧血络

奇邪入络者，在大络中左注右、右注左、左右、上下流溢，缪刺取对侧血络，即左取右、右取左，以祛除奇邪、疏通络脉。《素问·缪刺论第六十三》曰："夫邪客大络者，左注右，右注左，上下左右……有痛而经不病者缪刺之，因视其皮部有血络者尽取之，此缪刺之数也。"如上伤厥阴之脉下伤少阴之络、邪客足少阴之络针刺对侧血络。《素问·缪刺论第六十三》曰："人有所堕坠，恶血留内，腹中满胀，不得前后，先饮利药。此上伤厥阴之脉，下伤少阴之络。刺足内踝之下、然骨之前血脉出血，刺足跗上动脉；不已，刺三毛上各一痏，见血立已，左刺右，右刺左……邪客于足少阴之络，令人嗌痛，不可内食，无故善怒，气上走贲上。刺足下中央之脉，各三痏，凡六刺，立已。左刺右，右刺左。"癫疾始作，引口啼呼喘悸取对侧手阳明、太阳两血络放血。《灵枢·癫狂第二十二》曰："癫疾始作，而引口啼呼喘悸者，候之手阳明、太阳，左强者攻其右，右强者攻其左，血变而止。"

8. 有些病证，根据具体症状确定相应血络

有些病证，没有具体位置，需要根据具体症状确定相应血络，如疟之

且发孙络盛坚而血者皆取。《灵枢·疟论第三十五》曰："疟之且发也，阴阳之且移也，必从四末始也。阳已伤，阴从之，故先其时坚束其处，令邪气不得入，阴气不得出，审候见之，在孙络盛坚而血者，皆取之，此真往而未得并者也。"神有余泻其小络之血等。《素问·调经论第六十二》曰："神有余则泻其小络之血，出血勿之深斥，无中其大经，神气乃平。"脉癫疾者、暴仆、四肢之脉皆胀而纵者针刺血络。《灵枢·癫狂第二十二》曰："脉癫疾者，暴仆，四肢之脉皆胀而纵。脉满，尽刺之出血；不满。"

9. 虚证取血络

针刺血络放血多为泻法，以祛除邪气、疏通络脉，但个别也有补法，补法刺血络宜少出血，或见血即止，如肾气虚刺足少阴血络。《灵枢·癫狂第二十二》曰："短气，息短不属，动作气索，补足少阴，去血络也。"有些病证需针刺血络与艾灸相结合治疗。《灵枢·癫狂第二十二》曰："狂而新发，未应如此者，先取曲泉左右动脉及盛者见血，有顷已；不已，以法取之，灸骨骶二十壮。"

七、针刺间隔时间

通常情况下点刺血络时间应 2 日 1 次。《灵枢·经脉第十》曰："凡刺寒热者，皆多血络，必间日而一取之，血尽而止，乃调其虚实。"《素问·缪刺论第六十三》曰："邪客于五脏之间，其病也，脉引而痛，时来时止，视其病，缪刺之于手足爪甲上，视其脉，出其血，间日一刺，一刺不已，五刺已。"

特殊情况除外，如急性热病、脑中风等急性病等可 1 日 1 次，或 1 日 2 次，有些病证 1 次病证已除，点刺 1 次即可。

八、刺络出血标准

刺络出血标准即达到所需治疗量出血的多少、状态等，有血出而止、血变而止、血尽而止等。

1. 血出而止

邪气侵袭较轻，邪气、瘀血等郁滞较轻，不需出许多血，见血即邪气得去、郁滞疏通，气血得到调节，病即痊愈，见血即止，出血过多反而损伤正气，适于较轻病证。《素问·诊要经终论第十六》曰："故春刺散俞及与分理，血出而止……夏刺络俞，见血而止。"也可见于虚证刺络。

2. 血变而止

刺络血出，随着血液流出，出数滴至数毫升不等，血液颜色变成正常，说明邪已祛除、络脉疏通，放血即可停止，再出血就损伤正气。《灵枢·癫狂第二十二》曰："癫疾始作，而引口啼呼喘悸者，候之手阳明、太阳，左强者攻其右，右强者攻其左，血变而止。癫疾始作，先反僵，因而脊痛，候之足太阳、阳明、太阴、手太阳，血变而止。"《素问·刺腰痛第四十一》曰："解脉令人腰痛，痛引肩，目䀮䀮然，时遗溲，刺解脉，在膝筋肉分间郄外廉之横脉出血，血变而止。解脉令人腰痛如引带，常如折腰状，善恐；刺解脉，在郄中结络如黍米，刺之血射以黑，见赤血而已。"

3. 血尽而止

邪气侵袭较重，邪气、瘀血等郁滞较重，需多出血才能祛除邪气、疏通郁滞，刺络出血，使血液尽量多出，血液流出数滴至数毫升、数十毫升不等，不再出血，血尽而止，也可加拔火罐，使瘀血、邪气尽出，适于较重病证。《灵枢·经脉第十》曰："凡刺寒热者皆多血络，必间日而一取之，血尽而止，乃调其虚实。"《灵枢·禁服第四十八》曰："泻其血络，血尽不殆矣。"《素问·刺疟第三十六》曰："诸疟而脉不见，刺十指间出血，血去必已；先视身之赤如小豆者，尽取之。"

九、三阴三阳气血多少

三阴三阳络脉出血多少，应与其生理气血多少相一致，根据其生理特点而定，三阴三阳气血多少是太阳常多血少气，少阳常多气少血，阳明常多血多气，厥阴常多气少血，少阴常多血少气，太阴常多血少气。《灵枢·五音五味第六十五》曰："夫人之常数，太阳常多血少气，少阳常多气少血，阳明常多血多气，厥阴常多气少血，少阴常多血少气，太阴常多血少气。此天之常数也。"血多应多放血，气多应少放血，所以太阳、少阴、阳明血络应多放血，厥阴、少阳血络应少放血，太阴介于二者之间。

第三节 经筋针刺部位

经筋是经脉的附属部分，是十二经脉之气"结、聚、散、络"于筋肉、关节的体系，经筋包括筋和肉，具有联络四肢百骸、主司关节运动的作用。经筋篇是论述经筋循行、主病、治疗的专篇，也是选择针刺部位"以痛为输"的专篇，经筋循行过程中的"结""聚""散""络"等是循行关键部位，是生理功能关键部位，是病理的阳性反应部位，也是针刺治疗关键部位，经筋"痛"与否是选择针刺部位的唯一标准，所以经筋病统称为痹。

一、十二经筋循行、主病、刺法原文

1. 足太阳经筋循行、主病、刺法原文

《灵枢·经筋第十三》曰："足太阳之筋，起于足小指，上结于踝，邪上结于膝，其下循足外踝，结于踵，上循跟，结于腘；其别者，结于腨外，上腘中内廉，与腘中并，上结于臀，上挟脊，上项；其支者，别入结于舌本；其直者，结于枕骨，上头下颜，结于鼻；其支者，为目上网，下结于頄；其支者，从腋后外廉，结于肩髃；其支者，入腋下，上出缺盆，上结于完骨；其支者，出缺盆，邪上出于頄。其病小指支跟肿痛，腘挛，脊反折，项筋急，肩不举，腋支缺盆中纽痛，不可左右摇。治在燔针劫刺，以知为数，以痛为输。名曰仲春痹也。"

2. 足少阳经筋循行、主病、刺法原文

《灵枢·经筋第十三》曰："足少阳之筋，起于小指次指，上结外踝，上循胫外廉，结于膝外廉；其支者，别起外辅骨，上走髀，前者结于伏兔之上，后者结于尻；其直者，上乘䏚季胁，上走腋前廉，系于膺乳，结于缺盆；直者，上出腋，贯缺盆，出太阳之前，循耳后，上额角，交巅上，下

走颌，上结于頄；支者，结于目眦为外维。其病小指次指支转筋，引膝外转筋，膝不可屈伸，腘筋急，前引髀，后引尻，即上乘䏚季胁痛，上引缺盆、膺乳，颈，维筋急。从左之右，右目不开，上过右角，并蹻脉而行，左络于右，故伤左角，右足不用，命曰维筋相交。治在燔针劫刺，以知为数，以痛为输。名曰孟春痹也。"

3. 足阳明经筋循行、主病、刺法原文

《灵枢·经筋第十三》曰："足阳明之筋，起于中三指，结于跗上，邪外上加于辅骨，上结于膝外廉，直上结于髀枢，上循胁，属脊；其直者，上循骭，结于膝；其支者，结于外辅骨，合少阳；其直者，上循伏兔，上结于髀，聚于阴器，上腹而布，至缺盆而结，上颈，上挟口，合于頄，下结于鼻，上合于太阳，太阳为目上网，阳明为目下网；其支者，从颊结于耳前。其病足中指支胫转筋，脚跳坚，伏兔转筋，髀前肿，㿗疝；腹筋急，引缺盆及颊，卒口僻，急者目不合，热则筋纵，目不开。颊筋有寒，则急引颊移口，有热则筋弛纵，缓不胜收，故僻。治之以马膏，膏其急者，以白酒和桂，以涂其缓者，以桑钩钩之，即以生桑灰置之坎中，高下以坐等，以膏熨急颊，且饮美酒，噉美炙肉，不饮酒者，自强也，为之三拊而已。治在燔针劫刺，以知为数，以痛为输。名曰季春痹也。"

4. 足太阴经筋循行、主病、刺法原文

《灵枢·经筋第十三》曰："足太阴之筋，起于大指之端内侧，上结于内踝；其直者，络于膝内辅骨，上循阴股，结于髀，聚于阴器，上腹结于脐，循腹里，结于肋，散于胸中；其内者，著于脊。其病足大指支内踝痛，转筋痛，膝内辅骨痛，阴股引髀而痛，阴器纽痛，上引脐两胁痛，引膺中脊内痛。治在燔针劫刺，以知为数，以痛为输。命曰孟秋痹也。"

5. 足少阴经筋循行、主病、刺法原文

《灵枢·经筋第十三》曰："足少阴之筋，起于小指之下，并足太阴之筋，邪走内踝之下，结于踵，与太阳之筋合，而上结于内辅之下，并太阴之筋，而上循阴股，结于阴器，循脊内挟膂，上至项，结于枕骨，与足太

阳之筋合。其病足下转筋，及所过而结者皆痛及转筋。病在此者，主痫瘛及痉，在外者不能俯，在内者不能仰。故阳病者，腰反折不能俯，阴病者，不能仰。治在燔针劫刺，以知为数，以痛为输，在内者熨引饮药。此筋折纽，纽发数甚者，死不治。名曰仲秋痹也。"

6. 足厥阴经筋循行、主病、刺法原文

《灵枢·经筋第十三》曰："足厥阴之筋，起于大指之上，上结于内踝之前，上循胫，上结内辅之下，上循阴股，结于阴器，络诸筋。其病足大指支内踝之前痛，内辅痛，阴股痛转筋，阴器不用，伤于内则不起，伤于寒则阴缩入，伤于热则纵挺不收，治在行水清阴气；其病转筋者，治在燔针劫刺，以知为数，以痛为输，命曰季秋痹也。"

7. 手太阳经筋循行、主病、刺法原文

《灵枢·经筋第十三》曰："手太阳之筋，起于小指之上，结于腕，上循臂内廉，结于肘内锐骨之后，弹之应小指之上，入结于腋下；其支者，后走腋后廉，上绕肩胛，循颈，出走太阳之前，结于耳后完骨；其支者，入耳中；直者，出耳上，下结于颔，上属目外眦。其病小指支肘内锐骨后廉痛，循臂阴入腋下，腋下痛，腋后廉痛，绕肩胛引颈而痛，应耳中鸣，痛引颔，目瞑，良久乃得视，颈筋急则为筋瘘颈肿。寒热在颈者，治在燔针劫刺之，以知为数，以痛为输。其为肿者，复而锐之。其痛当所过者支转筋。治在燔针劫刺，以知为数，以痛为输。名曰仲夏痹也。"

8. 手少阳经筋循行、主病、刺法原文

《灵枢·经筋第十三》曰："手少阳之筋，起于小指次指之端，结于腕，中循臂，结于肘，上绕臑外廉，上肩，走颈，合手太阳；其支者，当曲颊入系舌本；其支者，上曲牙，循耳前，属目外眦，上乘颔，结于角。其病当所过者即支转筋，舌卷。治在燔针劫刺，以知为数，以痛为输，名曰季夏痹也。"

9. 手阳明经筋循行、主病、刺法原文

《灵枢·经筋第十三》曰："手阳明之筋，起于大指次指之端，结于腕，

上循臂，上结于肘外，上臑，结于髃；其支者，绕肩胛，挟脊；直者，从肩髃上颈；其支者，上颊，结于頄；直者，上出手太阳之前，上左角，络头，下右颔。其病当所过者支痛及转筋，肩不举，颈不可左右视。治在燔针劫刺，以知为数，以痛为输，名曰孟夏痹也。"

10. 手太阴经筋循行、主病、刺法原文

《灵枢·经筋第十三》曰："手太阴之筋，起于大指之上，循指上行，结于鱼后，行寸口外侧，上循臂，结肘中，上臑内廉，入腋下，出缺盆，结肩前髃，上结缺盆，下结胸里，散贯贲，合贲下，抵季胁。其病当所过者支转筋，痛甚成息贲，胁急吐血。治在燔针劫刺，以知为数，以痛为输，名曰仲冬痹也。"

11. 手厥阴经筋循行、主病、刺法原文

《灵枢·经筋第十三》曰："手心主之筋，起于中指，与太阴之筋并行，结于肘内廉，上臂阴，结腋下，下散前后挟胁；其支者，入腋，散胸中，结于臂。其病当所过者支转筋，前及胸痛息贲。治在燔针劫刺，以知为数，以痛为输，名曰孟冬痹也。"

12. 手少阴经筋循行、主病、刺法原文

《灵枢·经筋第十三》曰："手少阴之筋，起于小指之内侧，结于锐骨，上结肘内廉，上入腋，交太阴，挟乳里，结于胸中，循臂下系于脐。其病内急，心承伏梁，下为肘网。其病当所过者，支转筋，筋痛。治在燔针劫刺，以知为数，以痛为输。其成伏梁唾血脓者，死不治，名曰季冬痹。"

13. 经筋总结性原文

《灵枢·经筋第十三》曰："经筋之病，寒则反折筋急，热则筋弛纵不收，阴痿不用。阳急则反折，阴急则俯不伸。焠刺者，刺寒急也，热则筋纵不收，无用燔针。足之阳明，手之太阳，筋急则口目为僻，眦急不能卒视，治皆如右方也。"

二、经筋关键部位"结""聚""散""络"

经筋的循行过程中，关键部位，"结""聚""散""络"72处（表3-1），是经筋循行中的重点，也是针刺治疗的重点部位。

表3-1　十二经筋关键部位

项目	结	聚	散	络	合计
足太阳经筋	12				12
足少阳经筋	7				7
足阳明经筋	9	1			10
足太阴经筋	5	1	1	1	8
足少阴经筋	4				4
足厥阴经筋	3			1	4
手太阳经筋	5				5
手少阳经筋	3				3
手阳明经筋	4			1	5
手太阴经筋	5		1		6
手厥阴经筋	3		2		5
手少阴经筋	3				4
合计	63	2	4	3	72

1. "结"

"结"是经筋最主要的关键点，"结"多位于关节及附近，为附着点、聚结处，也是经筋发病部位，共63处（表3-2.3），约占"结""聚""散""络"72处的88%。其中具体有足太阳之筋结12处，踝1、踵1、腨外1、膝1、腘1、臀1、头5（五官2、面1、枕骨和完骨各1）、肩1；足少阳之筋结7处，踝1、膝1、伏兔1、尻1、缺盆1、五官2；足阳明之筋结9处，附上1、外辅骨1、膝2、髀2、缺盆1、五官；足太阴之筋结5处，踝1、内辅骨1、髀1、脐1、肋1；足少阴之筋结4处，踵1、内辅之下1、阴器1、枕骨1；足厥阴之筋结3处，内踝之前1、内辅之下1、阴器1；手太阳之筋结5处，腕1、肘内锐骨之后1、腋下1、完骨1、颌1；手少阳之筋结3处，腕1、肘1、角1；手阳明之筋4处，腕1、肘外 1、髃 1、頄 1；手太阴之筋结 5 处，鱼后 1、肘中 1、肩前髃 1、缺盆 1、胸里 1；手心主之筋结 3 处，肘内廉 1、腋下 1、臂 1；手少阴之筋结 3 处，锐骨 1、肘内廉 1、胸中 1。

（1）足经筋结聚部位

表 3-2　足经筋结聚部位

项目	踝	踵	腨	辅骨	膝	伏兔	髀	阴器	脐	肩	肋	缺盆	头	合计
足太阳经筋	1	1	1		2		臀1			1			5	12
足少阳经筋	1				1	1	尻1					1	2	7
足阳明经筋	跗上1			外辅骨1	2		2					1	2	9
足太阴经筋	1			内辅骨1				1	1					5
足少阴经筋			1	内辅之下1				1					1	4
足厥阴经筋	内踝前1			内辅之下1				1						3
合计	5	2	1	4	5	1	4	3	1	1	1	2	10	40

足经筋“结”40 处，其中膝以下 17 处，约占 43%；踝、膝各 5 处，约占 13%；头面 10 处，占 25%；膝上至腰 6 处，占 15%。足阳经筋“结”28 处，占 70%，超过 2/3；足阴经筋“结”12 处，占 30%，不到 1/3。

（2）手经筋结聚部位

表 3-3　手经筋结聚部位

项目	腕	肘	肩	腋下	胸	缺盆	头	合计
手太阳经筋	1	1		1			2	5
手少阳经筋	1	1					1	3
手阳明经筋	1	1	1				1	4
手太阴经筋	1	1	1		1	1		5
手厥阴经筋		1	臂1	1				3
手少阴经筋	1	1			1			3
合计	5	6	3	2	2	1	4	23

手经筋“结”23 处，其中肘以下 11 处，约占 48%；腕 5 处，约占 22%；肘 6 处，约占 26%；上肢 14 处，约占 61%；头面 4 处，约占 17%；手阳经筋“结”12 处，约占 52%；手阴经筋“结”11 处，约占 48%。

所有筋结“结”中，足经筋“结”40 处，约占 63%，近 2/3；手经筋

"结" 23 处，约占 37%，约 1/3。可见以足经筋 "结" 为主，与足经筋循行路线较长有关（足经八丈七尺、手经五丈一尺）。阳经筋结 "结" 40 处，约占 63%，近 2/3；阴经筋结 "结" 23 处，约占 37%，约 1/3。可见以阳经筋 "结" 为主，与阳经筋循行于躯干、四肢阳面（伸侧）应力大、外邪侵袭概率多有关（阳脉七丈八尺，阴脉六丈）。

经筋 "结" 以腕肘、踝膝关节及其附近为主，腕 5 处、肘 6 处、踝 5 处、踹 2 处、辅骨 4 处、腘 1 处、膝 5 处，共 28 处，约占 44%。四肢 35 处，约占 56%；头面 14 处，约占 23%；四肢和头面 49 处，约占 78%，超过 3/4。可见以四肢、头面为主，与四肢、头面活动量大、损伤概率多有关。

2. "聚"

"聚" 是经筋汇聚、聚集之处，有 2 处，足阳明经筋 "聚于阴器"，足太阴经筋 "聚于阴器"，可见足阳明、太阴经筋皆 "聚于阴器"，说明足阳明、太阴对阴器的重要性。

3. "散"

"聚" 与 "结" 相反，"结" 是聚集，"散" 是分散、散开，"散" 是经筋有点、线到面的分散之处，有 4 处，足太阴经筋 "散于胸中"，手太阴经筋 "散贯贲（膈）"，手心主经筋 "散前后挟胁" "散胸中"，可见两手一足三条经筋二次 "散于胸中"，一次 "散前后挟胁"，也是胸中，一次 "散贯贲（膈）"，可以说是经筋皆散于胸膈，手经筋为主，以加强对胸膈的保护、控制。

4. "络"

"络" 是对经筋联结、控制、保护，有 3 处，足太阴经筋 "络于膝内辅骨"，加强足太阴经筋对膝内的控制、保护。足厥阴经筋 "络诸筋"，加强足厥阴经筋与足太阴、少阴、足三阳经筋等的联系。手阳明经筋 "络头"，加强手阳明经筋对头的控制、保护。

三、经筋间的联系

经筋间各有其循行路线，在循行过程中，也存在着 "合" "并" "交"

等联系方式，加强、密切了经筋间的关系，从经筋角度，使人体维系成为一个有机整体、机体力处于动态平衡状态。

1. "合"

"合"是两条经筋会合，如足阳明经筋合于足少阳、太阳经筋，加强足三阳经筋的联系"足阳明之筋……结于外辅骨，合少阳……下结于鼻，上合于太阳。"足少阴经筋两次合于足太阳经筋，加强足少阴经筋与足太阳经筋的联系，"足少阴之筋……结于踵，与太阳之筋合……结于枕骨，与足太阳之筋合。"手少阳经筋合于手太阳经筋，加强手少阳经筋与手太阳经筋的联系，"手少阳之筋……合手太阳。"手太阴经筋合于手厥阴经筋，加强手太阴经筋与手厥阴经筋的联系，"手太阴之筋……散贯贲，合贲下。"足经筋4次相合，手经筋2次相合，共6次相合。

2. "并"

"并"是两条经筋相邻循行，足少阴经筋二次并行于足太阴经筋，加强了足少阴、太阴经筋的联系，"足少阴之筋，起于小指之下，并足太阴之筋……而上结于内辅之下，并太阴之筋。"手心主经筋并行于手太阴经筋，加强了手心主、太阴经筋的联系，"手心主之筋，起于中指，与太阴之筋并行"，经筋循行过程中，足经筋2次相并，手经筋1次相并，共3次相并。

3. "交"

"交"是两条经筋相交会，手少阴经筋交于手太阴经筋，加强手少阴经筋与手太阴经筋的联系，"手少阴之筋……上入腋，交太阴。"

四、十二经筋主病

1. 筋伤疼痛、活动障碍等病证

足太阳经筋病有小指支、跟肿痛、腘挛、脊反折、项筋急、肩不举、腋支缺盆纽痛、不可左右摇。足少阳经筋病有小指次指支、转筋、引膝外转筋、膝不可屈伸、腘筋急、前引髀、后引尻、上乘䏚季胁痛、上引缺盆、膺乳、颈维筋急、伤左角右足不用。足阳明经筋病有足中指支、胫转筋、脚跳坚、伏兔转筋、髀前肿、腹筋急，引缺盆、颊、筋弛纵缓不胜收。足太阴经筋病有足大指支、内踝痛、转筋痛、膝内辅骨痛、阴股引髀痛、两胁痛引膺中、脊内痛。足少阴经筋病有足下转筋，所过而结者皆痛、转筋、腰不能俯仰。足厥阴经筋病有其病足大指支、内踝之前痛、内辅痛、阴股痛转筋。手太阳经筋病有小指支、肘内锐骨后痛、腋下痛、腋后廉痛、绕肩胛引颈痛、痛引颔、颈筋急、筋瘘颈肿。手少阳经筋病有所过者支、转筋。手阳明经筋病有所过者支、痛、转筋、肩不举、颈不可左右视。手太阴经筋病有所过支、转筋、痛、胁急。手厥阴经筋病有其病当所过者支、转筋、前及胸痛。手少阴经筋病有所过者支、转筋、筋痛。寒反折筋急、热则筋弛纵不收、阳急反折、阴急俯不伸共 71 个。

2. 内科病证

阴器纽痛上引脐、阴器不用、阴不起、阴缩入、纵挺不收、癫疝、痹癃、疭、息贲、吐血、伏梁、阴痿不用等 12 个。

3. 五官病证

卒口僻、目不合、目不开、急引颊移口、僻、耳中鸣、目瞑、良良久乃得视、舌卷、口目为僻、眦急不能卒视等 11 个。

共有病证 94 个，筋的疼痛、活动异常、肿共 71 个，约占 76%，绝对多数，故经筋病称为痹证，是经筋最常见的病证，现在也是针灸科优势病种，有筋伤科病，也有神经损伤病证。五官病证 11 个，约占 12%。内科病证 12 个，约占 13%，五官科病证多与内科病证，这些病证多位经筋循行关键部位。

五、十二经筋针刺部位

"燔针劫刺，以知为数，以痛为输"是经筋病的专有取穴、刺法，治疗寒性筋急等经筋病证，不能用于热性经筋病。

"以痛为输"即以疼痛作为针刺部位的腧穴，"痛"是病人的主诉部位，更是医生按压时病人的感觉，有压痛、按压酸痛、按压舒适、凉、热等感觉，可有变硬、松软、高起、凹陷等形态改变，也可有皮肤色暗、粗糙、发红等色泽改变，按压部位比主诉部位更准确，这些阳性改变都可作为针刺部位。少数深部经筋病变，病位较深，由于肌肉等阻挡，用手按压可没有压痛，或有较小深压痛，如腰骶深部，也是选取部位。《灵枢·终始第九》曰："病痛者阴也，痛而以手按之不得者阴也。"有些经筋病需变换体位，才能找到压痛，需要保持特殊体位针刺，也是"以痛为输"的范畴。

"输"的部位，可为病变局部、同一经筋循行线上的阳性部位、同种经筋对侧循行线上对应的阳性部位，也可为上下肢同侧同名经筋对应阳性部位、上下肢对侧同名经筋对应阳性部位，没有压痛等阳性反应，说明经筋没病，一般不取，要有力的整体观念，局部与整体相结合。

1. 经筋的重点针刺部位"结""聚""散""络"

"结""聚""散""络"等是经筋循行的重点部位，也是经筋病的主要发病部位，多有压痛等阳性反应，是"以痛为输"的主要部位，经筋篇手足十二经筋共 72 处，其中"结"63 处，占 88%；"聚"2 处，约占 3%；"散"4 处，约占 5%；"络"3 处，占 4%；可见以"结"为主。"结"多位于肌肉、肌腱、韧带、筋膜等附着点，是经筋易于损伤部位，检查多有压痛等阳性反应，尤其关节及附近，是"输"的重中之重。所有经筋"结"中，足经筋有 40 处，约占 63%，近 2/3；手经筋"结"23 处，约占 37%，约 1/3；可见以足经筋"结"为主。阳经筋有 40 处，约占 63%，近 2/3；阴经筋结"结"23 处，约占 37%，约 1/3。可见以阳经筋"结"为主，所以治疗多选足经筋、阳经筋之"输。"

"结""聚""散""络"以经筋病变局部压痛等为主，也可以是经筋循行线上近距离、远距离压痛等部位，以近距离、远距离近心端甚至躯干经筋为主，与经脉多取远心端的四肢远端五输穴不同，但要有压痛等阳性反应。

2. 相关压痛等阳性部位

经筋不络属脏腑，所以左右经筋不会通过脏腑相连，由于经筋维筋相交、交会于脊等，存在着"合""并""交"等相互联系，经筋之间生理上相互联系，相互为用，密切配合，病理上相互影响，如果慢性劳损、外伤使经筋受到损伤，或感受外邪，使经筋紧张、拘急，力的方向、大小发生改变，都会影响整体力的协调、配合，使生物之力失于平衡，日久也会影响其他经筋的活动，会出现其他经筋的损伤。一个部位有病等，多个部位会有压痛等阳性反应，治疗除选择病变经筋压痛等阳性反应点外，还可以配合选取相关对应压痛等阳性部位，也是"以痛为输"的部位，或局部与相关对应压痛等阳性部位交替针刺，尤其久病、顽固性患者，才能取得较好效果，针刺治疗相关对应压痛等阳性部位，要边行针边活动患处，以引导经筋之气。

（1）对侧同种经筋压痛等阳性部位

由于经筋维筋相交、交会于脊等，左右经筋相互联系，筋气相通，经筋病变，也可针刺对侧同种经筋压痛等阳性部位治疗，对侧压痛等相应阳性部位为同经筋的相同部位，如左侧手太阴经筋肩痛，选取肩部右侧手太阴经筋对应压痛等阳性部位，左侧手阳明经筋肩痛，选取右侧肩部手阳明经筋对应压痛等阳性部位，左侧足太阴经筋膝痛，选取右膝足太阴经筋对应压痛等阳性部位，左侧足阳明经筋膝痛，选取右膝足阳明经筋对应压痛等阳性部位，针刺对侧时，要边行针边活动患处。《素问·阴阳应象大论第五》曰："故善用针者……以右治左，以左治右。"

（2）上下肢同名经筋对应压痛等阳性部位

经筋与经脉循行部位基本相同，上下肢同名经脉间同气相求，相互有治疗作用，上下肢同名经筋间同气相同，相互也有治疗作用，经筋病变，也可针刺上下肢经筋对应压痛等阳性部位进行治疗，如左侧肩痛，选取左髋对应压痛等阳性部位，左侧肘痛，选取左膝对应压痛等阳性部位，左侧腕痛，选取左踝对应压痛等阳性部位，针刺上下同名经筋，也要边行针边活动患处。《素问·五常政大论第七十》曰："病在上，取之下；病在下，取之上。"

（3）对侧同名经筋压痛等阳性部位

对侧同名经筋压痛等阳性部位是对侧相应压痛等阳性部位和上下肢同名经筋对应压痛等阳性部位的复合，由于经筋维筋相交、交会于脊、上下同名经脉间同气相求、同向相求等，左右上下经筋相互联系，经筋病变也可针刺对侧上下肢等阳性部位进行治疗，而且多能取得即刻、较好疗效，即左右、上下交叉取穴，如左侧肩痛，选取右侧对应髋压痛等阳性部位，左侧膝痛，选取右肘对应压痛等阳性部位，左侧腕痛，选取右踝对应压痛等阳性部位，针刺对侧同名经筋时，要边行针边活动患处。《素问·阴阳应象大论第五》："故善用针者，从阴引阳，从阳引阴；以右治左，以左治右；以我知彼，以表知里；以观过与不及之理，见微得过，用之不殆……审其阴阳，以别柔刚，阳病治阴，阴病治阳。"

（4）表里经筋压痛等阳性部位

经筋既然分为手足阴阳经筋，其也存在表里阴阳关系，表里经筋位于整体内外相同位置，通过屈伸相维系，一侧经筋紧张、痉挛、拘急等损伤，日久也会引起表里、内外经筋力的失调而出现损伤，出现筋性压痛等阳性反应点，这些压痛等阳性反应点也是针刺部位，虽然不是主要部位，也是必要的补充，尤其久病患者。如足厥阴经筋病变，日久配合足少阳经筋压痛等阳性反应点等。

（5）对侧同名表里经筋对应压痛等阳性部位

对侧同名表里经筋对应压痛等阳性部位是对侧同名经筋、表里经筋的复合，由于经筋维筋相交、交会于脊、表里经筋处于阴阳二面相同位置等，部分经筋病变对侧同名经筋的表里经筋对应部位也可出现压痛等阳性反应，可针刺对侧上下肢等对应表里经筋压痛等阳性部位进行治疗，如左侧手太阴肩痛，选取右侧对应髋足阳明压痛等阳性部位；左侧足太阴膝痛，选取右肘对应手阳明压痛等阳性部位，左侧足阳明膝痛，选取右肘对应手太阴压痛等阳性部位；等等，反之亦然，针刺对侧同名表里经筋时，也要边行针边活动患处。

3. 生物之力相关联

由于经筋的作用是联结筋肉、骨骼，保持正常的运动，靠生物之力维系成为一有机整体，除上述经筋关系外，还有力的前后、上下、左右关联，如腹部经筋与腰部经筋、肩胛骨内缘与外缘经筋、上部与下部经筋、颈部的左右侧经筋，等等，相关联经筋也会出现压痛等阳性反应，也是"以痛为输"部位。

第四节 腧 穴

一、腧穴概念

腧穴是人体脏腑、经络气血输注出入的特殊部位,是疾病的反应和接受治疗的主要刺激部位,是针刺部位的主体。腧通"输",或从简作"俞"。一般来说腧穴泛指一切穴位,"输穴"指五输穴,再精确是指五输穴之"输穴","俞穴"是指背部足太阳膀胱经脏腑之气输注的穴位,"穴"是空隙的意思。《内经》又称之为"节""会穴""气穴""气府"等。气府论篇解释腧穴是"溪谷之会";腧穴并不是孤立于体表的点,从生理上是与深部组织器官有着密切联系、互相输通的特殊部位。从病理上输通是双向的,从内通向外,反应病痛;从外通向内,接受外邪、传注外邪,接受针灸刺激,防治疾病,从这个意义上说,腧穴又是疾病的反应点和治疗的刺激点。《灵枢·九针十二原第一》曰:"节之交,三百六十五会……所言节者,神气之所游行出入也,非皮肉筋骨也。"《素问·五脏生成第十》曰:"人有大谷十二分,小溪三百五十四名,少十二俞,此皆卫气之所留止,邪气之所客也。"《素问·气穴论第五十八》曰:"肉之大会为谷,肉之小会为溪。肉分之间,溪谷之会,以行荣卫,以会大气。"《素问·阴阳应象大论第五》曰:"气穴所发,各有处名。"

这里所说腧穴,是《内经》针刺病证中明确到具体腧穴名称者,没有点到腧穴者列为经脉,选取经脉。

二、腧穴的分布规律

《内经》虽然由于篇幅有限,论述腧穴位置的地方不多,但是通过部分论述,也可找到腧穴分布的一般规律,以指导临床选穴治疗。

1. 骨节及附近

骨节及附近，为经脉循行起伏处，尤其骨节前后为经气易于聚结处，邪气易于郁滞处，腧穴分布集中处，也是针刺常用部位处。《素问·阴阳应象大论第五》曰："溪谷属骨，皆有所起。"《灵枢·本输第二》曰："阳辅，外踝之上，辅骨之前，及绝骨之端也……前谷，在手外廉本节前……后溪者，在手外侧本节之后也……腕骨，在手外侧腕骨之前……阳谷，在锐骨之下，陷者中也……小海，在肘内大骨之外……溜于本节之前二间……注于本节之后三间……合谷，在大指歧骨之间。"

2. 凹陷处

凹陷处是经脉循行曲折弯曲处，经气运行缓慢处，经气易于郁滞处，腧穴分布集中处，也是针刺部位处，其实凹陷处多位于关节附近，与分布骨节及附近基本一致。《灵枢·本输第二》曰："太渊，鱼后一寸陷者中也……大都，本节之后，下陷者之中也……商丘，内踝之下，陷者之中也，为经；入于阴之陵泉，阴之陵泉，辅骨之下，陷者之中也……太溪，内踝之后，跟骨之上，陷中者也……束骨，本节之后，陷者中也……临泣，上行一寸半，陷者中也，为腧；过于丘墟，丘墟，外踝之前下，陷者中也……阳之陵泉，在膝外陷者中也……曲泽，肘内廉下陷者之中也。"督脉腧穴多位于凹陷处。

3. 肘膝关节以下

肘膝关节及以下分布有井荥输经合五输穴等，是经气由小到大的循行处，西医认为是神经分布丰富处、感觉敏感处，也是腧穴分布密集处，经脉病变，井荥输经合等五输穴多有阳性反应，也是取穴率最高部位，是临床最主要腧穴分布部位。《灵枢·本输第二》曰："少商者，手大指端内侧也，为井木；溜于鱼际，鱼际者，手鱼也，为荥；注于太渊，太渊，鱼后一寸陷者中也，为腧；行于经渠，经渠，寸口中也，动而不居，为经；入于尺泽，尺泽，肘中之动脉也，为合；手太阴经也。心出于中冲，中冲，手中指之端也，为井木；溜于劳宫，劳宫，掌中中指本节之内间也，为荥；

注于大陵，大陵，掌后两骨之间方下者也，为腧；行于间使，间使之道，两筋之间，三寸之中也，有过则至，无过则止，为经；入于曲泽，曲泽，肘内廉下陷者之中也，屈而得之，为合；手少阴也。"

4. 血管附近

血管附近为脉气出入处、营卫交会处，经气聚集处，是调节的较好部位，也是腧穴分布部位，但要避免刺伤血管，当然刺络除外。《灵枢·本输第二》曰："行于经渠，经渠，寸口中也，动而不居，为经；入于尺泽，尺泽，肘中之动脉也……复留，上内踝二寸，动而不休……阴谷，辅骨之后，大筋之下，小筋之上也，按之应手。"《灵枢·卫气第五十二》曰："气在腹者，止之背腧与冲脉于脐左右之动脉者。"

5. 筋间

筋之间，也是腧穴分布处，因筋之间活动较多，且力方向不一致，易于损伤，经气易于聚结、郁滞，而且筋之间密度不一致，为经气运行速率改变处，也是高效调节部位。《灵枢·本输第二》曰："阴谷，辅骨之后，大筋之下，小筋之上也，按之应手。"

6. 感觉异常处

感觉异常处多是在病理状态下就诊时的状态，经气的异常表现，可为感觉过敏、热、凉、酸、胀、痛、舒适等，为调节较好部位，是腧穴部位，感觉生理状态下多为正常，或较轻，通过针刺等治疗，异常感觉消除，则变为正常生理状态。《灵枢·本输第二》曰："行于间使，间使之道，两筋之间，三寸之中也，有过则至，无过则止。"《灵枢·卫气第五十二》曰："取此者用毫针，必先按而在久，应于手，乃刺而予之。"《灵枢·背俞第五十一》曰："皆挟脊相去三寸所，则欲得而验之，按其处，应在中而痛解，乃其腧也。"

三、腧穴阳性反应

腧穴是人体脏腑、经络气血输注出入的特殊部位，正常情况下，腧穴经气运行畅通，多没有异常感觉，称为生理状态腧穴，也是阴性腧穴。发病的病理状态下，腧穴经气运行郁滞，或经气不足，腧穴空疏，或经气郁滞、聚集，气血瘀阻，产生局部功能改变，有压痛、酸、胀、舒服、紧张、松软等异常感觉阳性反应，日久出现形态的异常变化，有高起、凹陷、结节、条索等，皆称为病理状态腧穴，也是阳性腧穴。通过针刺等治疗，经气畅通，异常感觉消失，病理状态腧穴变为生理状态腧穴，也是阳性腧穴变为阴性腧穴，所以腧穴阳性反应改变，是针刺选择腧穴的标准，也是判断治疗效果的依据，再次选穴的依据，临床有着重要意义。《灵枢·杂病第二十六》曰："心痛，当九节刺之，按，已刺按之，立已；不已，上下求之，得之立已。"《灵枢·本输第二》曰："行于间使，间使之道，两筋之间，三寸之中也，有过则至，无过则止。"

1. 压痛

按压疼痛是腧穴最常见的表现，也是阿是穴的由来，按压疼痛，说明腧穴处经气不通较重，按压经脉受压迫更加不通，产生疼痛，针刺治疗后压痛减轻，是病情向愈的表现。《内经》对腧穴压痛论述较多，足以显示其重要性。《素问·调经论第六十二》曰："实者外坚充满，不可按之，按之则痛。"《灵枢·经筋第十三》曰："治在燔针劫刺，以知为数，以痛为输。"《素问·骨空论第六十》曰："大风汗出，灸譩譆，譩譆在背下侠脊旁三寸所，厌之令病者呼譩嘻，譩譆应手……缺盆骨上切之坚痛如筋者灸之。"《灵枢·官针第七》曰："偶刺者，以手直心若背，直痛所，一刺前，一刺后，以治心痹……报刺者，刺痛无常处也，上下行者，直内无拔针，以左手随病所按之，乃出针复刺之也。"《素问·骨空论第六十》曰："腰痛不可以转摇，急引阴卵，刺八髎与痛上。八髎在腰尻分间。"

少数深部病变，或由于肌肉等阻挡，用手按压可没有压痛，或有较小深压痛。《灵枢·终始第九》曰："病痛者阴也，痛而以手按之不得者阴也。"《素问·举痛论第三十九》曰："寒气客于侠脊之脉，则深按之不能及，故按之无益也。"

2. 反应物

反应点是触摸、按压腧穴发现有不同形状东西存在，有结节状、条索状、串珠状等反应物，是由于经气长期聚集、聚结，瘀阻不通，日久由功能到形态的改变，多是较重、较长经气郁滞、郁结的表现，有的当时没有症状，以后多会出现症状，反应物的减小、消失，也是治疗后经气疏通改善、病情向愈的结果，反应物形状的改变也是判断疗效的标准。《素问·刺腰痛第四十一》曰："厥阴之脉令人腰痛，腰中如张弓弩弦，刺厥阴之脉，在腨踵鱼腹之外，循之累累然，乃刺之，其病令人善言，默默然不慧，刺之三痏。"

3. 舒适

腧穴按之感觉舒服，是阳性反应的另一种表现，按之舒服，说明按压后腧穴处经气得到调节，有所改善，一是经气空虚，按压使经气充实、温煦。《素问·调经论第六十二》曰："虚者聂辟气不足，按之则气足以温之，故快然而不痛。"《素问·举痛论第三十九》曰："寒气客于背俞之脉则脉泣，脉泣则血虚，血虚则痛，其俞注于心，故相引而痛。按之则热气至，热气至则痛止矣。"二是经气不畅或不通较轻，通过按压经气有所疏通，都是病情向愈的表现。《灵枢·本输第二》曰："间使之道，两筋之间，三寸之中也，有过则至，无过则止。"《灵枢·五邪第二十》曰："邪在肺，则病皮肤痛，寒热，上气喘，汗出，咳动肩背。取之膺中外腧，背三节五脏之傍，以手疾按之，快然，乃刺之，取之缺盆中以越之。"《灵枢·癫狂第二十二》曰："厥逆腹胀满，肠鸣，胸满不得息，取之下胸二胁，咳而动手者，与背腧以手按之立快者是也。"《灵枢·背俞第五十一》曰："皆挟脊相去三寸所，则欲得而验之，按其处，应在中而痛解，乃其腧也。"

4. 肿胀

腧穴部肿胀，分感觉发胀、按之肿胀，是经气局部聚集膨胀所致，也是经实的表现，通过泻法，释放聚集发胀经气，畅通经脉。《素问·刺腰痛第四十一》曰："同阴之脉令人腰痛，痛如小锤居其中，怫然肿，刺同阴之脉，在外踝上绝骨之端，为三痏……飞阳之脉令人腰痛，痛上怫怫然，甚则悲以恐，刺飞阳之脉，在内踝上五寸，少阴之前与阴维之会。"

此外还有高起、凹陷、色泽等改变。

四、部分腧穴取法

选取腧穴治疗，为了取穴方便，多取坐位、仰卧位、俯卧位等，伸展四肢寻找穴位。《灵枢·邪气脏腑病形第四》曰："取诸外经者，揄申而从之。"但有些腧穴需要特殊部位，才能取穴准确，取得较好疗效。《内经》已为后人说得非常清楚和明确。

1. 肘部

肘部取穴，曲池、天井、曲泽需要曲肘取穴，小海需要伸臂取穴。《灵枢·本输第二》曰："曲泽，肘内廉下陷者之中也，屈而得之，为合……天井，在肘外大骨之上，陷者中也，为合，屈肘乃得之……小海，在肘内大骨之外，去端半寸，陷者中也，伸臂而得之……曲池，在肘外辅骨陷者中，屈臂而得之。"

2. 膝部

膝部取穴，阴谷、委中、犊鼻、曲泉需要屈膝取穴，阴陵泉、阳陵泉需要伸膝取穴，委阳需要屈伸活动才能找到穴位。《灵枢·本输第二》曰："曲泉，辅骨之下，大筋之上也，屈膝而得之……阴谷，辅骨之后，大筋之下，小筋之上也，按之应手，屈膝而得之，为合……委中，腘中央，为合，委而取之……刺犊鼻者，屈不能伸。"《灵枢·邪气脏腑病形第四》曰："委阳者，屈伸而索之；委中者，屈而取之。"《灵枢·本输第二》曰："阴之陵泉，辅骨之下，陷者之中也，伸而得之，为合……阳之陵泉，在膝外陷者中也，为合，伸而得之。"

足三里足平放选取，上、下巨虚举足选取。《灵枢·邪气脏腑病形第四》曰："取之三里者，低跗取之；巨虚者，举足取之。"取膝上外侧穴位，使身体屈曲取穴。《素问·骨空论第六十》曰："取膝上外者使之拜。"

3. 足部

足部中封、冲阳摇足取穴。《灵枢·本输第二》曰："中封，内踝之前一寸半，陷者之中，使逆则宛，使和则通，摇足而得之……冲阳，足跗上五寸，陷者中也，为原，摇足而得之。"

足心穴位应作跪的姿势取穴。《素问·骨空论第六十》曰："取足心者使之跪。"

4. 腕臂

内关、外关取穴应该伸臂不能曲臂。《灵枢·本输第二》曰："刺两关者，伸不能屈。"

5. 下颌处

针刺上关，要张嘴不能闭嘴，针刺下关，要闭嘴不能张嘴。《灵枢·本输第二》曰："刺上关者，呿不能欠。刺下关者，欠不能呿。"

五、特殊腧穴

腧穴中有一部分位居特殊位置，具有较好治疗作用，最为常用的腧穴为特殊腧穴，是腧穴中的重点，有五输穴、十二原、根结、根溜注入、标本、下合穴、背俞穴、天牖五部、奇经八脉穴、五十九刺、运气失常针刺部位等。

1. 五输穴

五输穴是五脏经五输穴（心经取心包经的五输穴），六腑经五输穴加原穴，共六十一穴，是人体最重要的腧穴，用于治疗经脉、脏腑病证。《灵枢·九针十二原第一》曰："五脏五腧，五五二十五腧；六腑六腧，六六三十六腧。"

（1）五输穴的概念、名称、特点、位置、五行属性

五输穴即十二经脉分布在肘、膝关节以下的井、荥、输、经、合五个特殊穴位，简称五输，是临床最常用的腧穴，也是《内经》最注重的腧穴，

其分布次序是根据标本根结的理论，从四肢末端向肘膝方向排列的，古人把经气运行过程用自然界的水流由小到大，由浅入深的变化来形容，把五输穴按井、荥、输、经、合的顺序，从四肢末端向肘、膝方向依次排列。"井"穴多位于手足指（趾）之端，喻作水的源头，是经气所出的部位，即"所出为井"；"荥"穴多位于掌指或跖趾关节之前，喻作水流尚微，荥迂未成大流，是经气流行的部位，即"所溜为荥"；"输"穴多位于掌指或跖趾关节之后，喻作水流由小而大，由浅注深，是经气渐盛，由此注彼的部位，即"所注为输"；"经"穴多位于腕踝关节以上，喻作水流变大，畅通无阻，是经气正盛运行经过的部位，即"所行为经"；"合"穴位于肘膝关节附近，喻作江河水流汇入湖海，是经气由此深入，进而会合于脏腑的部位，即"所入为合。"《灵枢·九针十二原第一》曰："所出为井，所溜为荥，所注为输，所行为经，所入为合。"

五输穴五行属性是按照阴经井穴为木，阳经井穴为金，木火土金水相生顺序排列的。即阴经井穴为木，荥穴为火，输穴为土，经穴为金，合穴为水；阳经井穴为金，荥穴为水，输穴为木，经穴为火，合穴为土（表4-1、4-2）用于单独经脉病证。

五输穴从属于所属经脉，而经脉络属脏腑，五输穴五行属性也从其经脉、脏腑的五行属性，手太阴经、手阳明经腧穴属金，足太阴经、足阳明经腧穴属土，手少阴经、手太阳经腧穴属火，足少阴经、足太阳经腧穴属水，足厥阴经、足少阳经腧穴属木，而且比"阴井木""阳井金"更重要，多用于经脉之间病证，但这里论述五输穴，还是按"阴井木""阳井金"来说，具体运用要综合考虑。

本输篇将十二经脉五输穴的名称、特点、位置、五行属性等做了充分、详尽论述，到现在为止最为权威，是五输穴的经典之作，也是历代、现在的遵循。《灵枢·本输第二》曰："肺出于少商，少商者，手大指端内侧也，为井木；溜于鱼际，鱼际者，手鱼也，为荥；注于太渊，太渊，鱼后一寸陷者中也，为输；行于经渠，经渠，寸口中也，动而不居，为经；入于尺泽，尺泽，肘中之动脉也，为合；手太阴经也。心出于中冲，中冲，手中指之端也，为井木；溜于劳宫，劳宫，掌中中指本节之内间也，为荥；注于大陵，大陵，掌后两骨之间方下者也，为输；行于间使，间使之道，两筋之间，三寸之中也，有过则至，无过则止，为经；入于曲泽，曲泽，肘内廉下陷者之中也，屈而得之，为合；手少阴也。肝出于大敦，大敦者，足大指之端及三毛之中也，为井木；溜于行间，行间，足大指间也，为荥；注于太冲，太冲，行间上二寸，陷者之中也，为输；行于中封，中封，内踝之前一寸半，陷者之中，使逆则宛，使和则通，摇足而得之，为经；入于曲泉，曲泉，辅骨之下，大筋之上也，屈膝而得之，为合；足厥阴也。脾出于隐白，隐白者，足大指之端内侧也，为井木；溜于大都，大都，本节之后，下陷者之中也，为荥；注于太白，太白，腕骨之下也，为输；行于商丘，商丘，内踝之下，陷者之中也，为经；入于阴之陵泉，阴之陵泉，辅骨之下，陷者之中也，伸而得之，为合；足太阴也。肾出于涌泉，涌泉者，足心也，为井木；溜于然谷，然谷，然骨之下者也，为荥；注于太溪，太溪，内踝之后，跟骨之上，陷中者也，为输；行于复留，复留，上内踝二寸，动而不休，为经；入于阴谷，阴谷，辅骨之后，大筋之下，小筋之上也，按之应手，屈膝而得之，为合；足少阴经也。膀胱出于至阴，至阴者，足小指之端也，为井金；溜于通谷，通谷，本节之前外侧也，为荥；注于束骨，束骨，本节之后，陷者中也，为输；过于京骨，京骨，足外侧大骨之下，为原；行于昆仑，昆仑，在外踝之后，跟骨之上，为经；入于委中，委中，腘中央，为合，委而取之。足太阳也。胆出于窍阴，窍阴者，足小指次指之端也，为井金；溜于侠溪，侠溪，足小指次指之间也，为荥；注于临泣，临泣，上行一寸半，陷者中也，为输；过于丘墟，丘墟，外踝之前下，陷者中也，为原；行于阳辅，阳辅，外踝之上，辅骨之前，及绝骨之端也，为经；入于阳之陵泉，阳之陵泉，在膝外陷者中也，为合，伸而得之；足少阳也。胃出于厉兑，厉兑者，足大指内次指之端也，为井金；溜于内庭，内庭，次指外间也，为荥；注于陷谷，陷谷者，上中指内间，上行二寸，陷者中也，为输；过于冲阳，冲阳，足跗上五寸，陷者中也，为原，摇足而得之；行于解溪，解溪，上冲阳一寸半，陷者中也，为经；入于下陵，下陵，膝下三寸，胻骨外三里也，为合；复下三里三寸，为巨虚上廉，复下上廉三寸，为巨虚下廉也；大肠属上，小肠属下，足阳明胃脉也。三焦者，上合手少阳，出于关冲，关冲者，手小指次指之端也，为井金；溜于液门，液门，小指次指之间也，为荥；注于中渚，中渚，本节之后，陷者中也，为输；过于阳池，阳池，在腕上陷者之中也，为原；行于支沟，支沟，上腕三寸，两骨之间，陷者中也，为经；入于天井，天井，在肘外大骨之上，陷者中也，为合，屈肘乃得之；三焦下腧，在于足大指之前，少阳之后，出于腘中外廉，名曰委阳，是太阳络也。手少阳经也。手太阳小肠者，上合于太阳，出于少泽，少泽，小指之端也，为井金；溜于前谷，前谷，在手外廉本节前，陷者中也，为荥；注于后溪，后溪者，在手外侧本节之后也，为输；过于腕骨，腕骨，在手外侧腕骨之前，为原；行于阳谷，阳谷，在锐骨之下，陷者中也，为经；入于小海，小海，在肘内大骨之外，去端半寸，陷者中也，伸臂而得之，为合，手太阳经也。大肠，上合手阳明，出于商阳，商阳，大指次指之端也，为井金；溜于本节之前二间，为荥；注于本节之后三间，为输；过于合谷，合谷，在大指歧骨之间，为原；行于阳溪，阳溪，在两筋间，陷者中也，为经；入于曲池，在肘外辅骨陷者中，屈臂而得之，为合，手阳明也。"

表4-1　阴经五输穴

项目	井（木）	荥（火）	输（土）	经（金）	合（水）
手太阴肺经	少商	鱼际	太渊	经渠	尺泽
手厥阴心包经	中冲	劳宫	大陵	间使	曲泽
足太阴脾经	隐白	大都	太白	商丘	阴陵泉
足厥阴肝经	大敦	行间	太冲	中封	曲泉
足少阴肾经	涌泉	然谷	太溪	复溜	阴谷

注：《内经》没有手少阴心经五输穴。

表 4-2　阳经五输穴

项目	井（金）	荥（水）	输（木）	原	经（火）	合（土）
手阳明大肠经	商阳	二间	三间	合谷	阳溪	曲池
手太阳小肠经	少泽	前谷	后溪	腕骨	阳谷	小海
手少阳三焦经	关冲	液门	中渚	阳池	支沟	天井
足阳明胃经	厉兑	内庭	陷谷	冲阳	解溪	足三里
足少阳胆经	足窍阴	侠溪	足临泣	丘墟	阳辅	阳陵泉
足太阳膀胱经	至阴	通谷	束骨	京骨	昆仑	委中

阴经五输穴输穴、原穴为同一穴位，只有井荥输（原）经合五个穴位，阳经五输穴包括原穴，是井荥输原经合，不然就不够"六腑六腧，六六三十六腧。"

（2）五输穴针刺治疗

五输穴的运用，是临床选择穴位的重点，一般病证，必选五输穴，寻找阳性反应，选择阳性五输穴。

1）五输穴与脏、色、时、音、味相配合

针刺治疗选取五输穴，是按病证特点选择，疾病发生在内脏，邪气深，治疗时应取井穴；疾病出现面色变化，治疗时应取荥穴。疾病时轻时重，按时发作、加重，治疗时应取输穴。疾病出现声音变化，治疗时应取经穴。经脉壅满有瘀血、疾病发生在胃以及由于饮食不节所引起的病变，治疗时应取合穴。《灵枢·顺气一日分为四时第四十四》曰："病在脏者，取之井；病变于色者，取之荥；病时间时甚者，取之输；病变于音者，取之经；经满而血者，病在胃及以饮食不节得病者，取之于合。"

2）脏腑病证取之原

脏腑有病，对应原穴多有阳性反应。辨证归经，选择脏腑对应经脉的原穴针刺，经脉病证也选择原穴针刺。《素问·刺法论第七十二》曰："心者，君主之官，神明出焉，可刺手少阴之源。肺者，相傅之官，治节出焉，可刺手太阴之源。肝者，将军之官，谋虑出焉，可刺足厥阴之源。胆者，中正不官，决断出焉，可刺足少阳之源。膻中者，臣使之官，喜乐出焉，可刺心包络所流。脾为谏议之官，知周出焉，可刺脾之源。胃为仓廪之官，五味出焉，可刺胃之源。大肠者，传道之官，变化出焉，可刺大肠之源。小肠者，受盛之官，化物出焉，可刺小肠之源。肾者，作强之官，伎巧出焉，刺其肾之源。三焦者，决渎之官，水道出焉，刺三焦之源。膀胱者，州都之官，津液藏焉，气化则能出矣，刺膀胱之源。"

3）按五输穴的五行属性运用

脏腑、经脉病证，按照五行生克及五输穴阴经井穴为木，阳经井穴为金选择所生、所克的五输穴。如肾、膀胱、足少阴经、足太阳经病，肾、膀胱、足少阴经、足太阳经属水，选择其金穴至阳、复溜针刺，以金生水。

4）五输穴单独或与其他选穴法配合运用

五输穴的运用根据临床症状、体征、经脉循行、脏腑功能，辨别所属经脉、脏腑，辨证归经，选择所属经脉五输穴，也可与相关经脉腧穴结合运用。《灵枢·癫狂第二十二》曰："风逆，暴四肢肿，身漯漯，唏然时寒，饥则烦，饱则善变，取手太阴表里，足少阴、阳明之经，肉清取荥，骨清取井、经也。"《素问·痿论第四十四》：痿证"各补其荥，而通其俞，调其虚实，和其逆顺；筋脉骨肉，各以其时受月，则病已矣。"《素问·通评虚实论第二十八》曰："暴痈筋缩，随分而痛，魄汗不尽，胞气不足，治在经俞。"

针刺要顺经脉走行方向，顺之为补，逆之为泻。《灵枢·本输第二》曰："中封，内踝之前一寸半，陷者之中，使逆则宛，使和则通。"

现在井荥输经合五输穴运用方法最多，应根据病证选择运用，或配合俞募等选穴法。

2. 十二原

十二原是指分布在人体腕与踝部和胸、脐等处的十二个穴位，即五脏双侧的太渊、大陵、太冲、太白、太溪和膏之原鸠尾、肓之原脖胦共计十二个穴位（表4-3），鸠尾为上、中焦之间，脖胦为中、下焦之间，十二原是脏腑原气经过和留止的部位，临床最常用腧穴之一，用以治疗脏腑病证。十二原并非指十二经脉原穴单侧十二，双侧二十四个穴位，也一般不称十二原穴，只称十二原。《灵枢·九针十二原第一》曰："五脏有疾，当取之十二原。十二原者，五脏之所以禀三百六十五节气味也……阳中之少阴，肺也，其原出于太渊，太渊二。阳中之太阳，心也，其原出于大陵，大陵二。阴中之少阳，肝也，其原出于太冲，太冲二。阴中之至阴，脾也，其原出于太白，太白二。阴中之太阴，肾也，其原出于太溪，太溪二。膏之原，出于鸠尾，鸠尾一。肓之原，出于脖胦，脖胦一。凡此十二原者，主治五脏六腑之有疾者也。"

十二原治疗脏腑病证可单独选取，即有较好疗效，也可与其他有关腧穴如五输穴、下合穴等配合选取。《灵枢·四时气第十九》曰："腹中常鸣，气上冲胸，喘不能久立，邪在大肠，刺肓之原、巨虚上廉、三里。"

表4–3　十二原名称、位置、个数

项目	脏	十二原	位置	穴位个数	病证
阳中之少阴	肺	太渊	腕关节	二	肺病
阳中之太阳	心	大陵	腕关节	二	心病
阴中之少阳	肝	太冲	踝关节	二	肝病
阴中之至阴	脾	太白	踝关节	二	脾病
阴中之太阴	肾	太溪	踝关节	二	肾病
膏之原		鸠尾	剑胸结合下	一	上中焦病
肓之原		脖胦（气海）	脐下1.5寸	一	下焦病

3. 根结

《说文解字》："根，木株也。从木艮声。"指植物茎干下部长在土里的部分，引申为物体的基部和事物的本源。足在下为人体之本，是根所在，现在我们说脚无力为"没根"，所以《内经》根结只有下肢足经，没有上肢手经。《说文解字》："结，缔也。从糸吉声。"引申指连接、结交结聚等。根结强调足三阴三阳经的本末、上下选穴法。

（1）足经根结部位

"根"指根本、开始，即下肢末端的井穴；"结"指结聚、归结，即头、胸、腹部穴位。足六经的根分别为至阴、窍阴、厉兑、隐白、大敦、涌泉，均为井穴。足三阳的结均分布在头面：太阳结于目，当睛明穴；阳明结于头角，当头维穴处；少阳结在耳中，当听会穴。足三阴经的结分布在喉及胸腹，即太阴结在胃，当中脘穴；少阴结于喉部，当廉泉穴，厥阴结于胸部，当玉堂穴，络于膻中穴（表4-4）。《灵枢·根结第五》曰："太阳根于至阴，结于命门。命门者目也。阳明根于厉兑，结于颡大。颡大者钳耳也。少阳根于窍阴，结于窗笼。窗笼者耳中也……太阴根于隐白，结于太仓。少阴根于涌泉，结于廉泉。厥阴根于大敦，结于玉英，络于膻中。"

表 4-4　足经根结

项目	根	结	病证	针刺部位
足太阳	至阴	精明	开折则肉节渎而暴病起	取之太阳，视有余不足
足阳明	厉兑	头维	折则气无所止息而痿疾起	取之阳明，视有余不足
足少阳	足窍阴	听宫	枢折即骨繇而不安于	取之少阳，视有余不足
足太阴	隐白	中脘	开折则仓廪无所输膈洞	取之太阴，视有余不足
足厥阴	大敦	玉堂、膻中	阖折即气绝而喜悲	取之厥阴，视有余不足
足少阴	涌泉	廉泉	枢折则脉有所结而不通	取之少阴，视有余不足

（2）足经根结病证、针刺治疗

足经根结三阳经太阳为开，阳明为阖，少阳为枢，三阴经太阴为开，厥阴为阖，少阴为枢，发挥各自的生理功能，足经开阖枢失调产生相应的病证，则用相应的经脉根结针刺治疗。根结用以说明下肢根与头面胸腹结之间生理功能和穴位主治上的联系，既是根结取穴，也是上下取穴。《灵枢·根结第五》曰："奇邪离经，不可胜数，不知根结，五脏六腑，折关败枢，开合而走，阴阳大失，不可复取。"是临床常用的取穴、配穴法，根据虚实选择腧穴补泻。《灵枢·根结第五》曰："太阳为开，阳明为阖，少阳为枢。故开折则肉节渎而暴病起矣，故暴病者取之太阳，视有余不足。渎者，皮肉宛膲而弱也。阖折则气无所止息而痿疾起矣，故痿疾者，取之阳明，视有余不足。无所止息者，真气稽留，邪气居之也。枢折即骨繇而不安于地，故骨繇者，取之少阳，视有余不足。骨繇者，节缓而不收也。所谓骨繇者，摇故也。当穷其本也……太阴为开，厥阴为阖，少阴为枢。故开折则仓廪无所输膈洞，膈洞者取之太阴，视有余不足。故开折者，气不足而生病也。阖折即气绝而喜悲，悲者，取之厥阴，视有余不足。枢折则脉有所结而不通，不通者，取之少阴，视有余不足。有结者皆取之不足。"

根结临床运用，可单独根结选穴法，上下选取，也可与其他选穴法结合运用，以增加疗效。

4. 根溜注入

根溜注入是手足三阳经脉气出入流行部位，手足三阳经的根溜注入，是自井穴而出，经过原穴、经穴、合穴，入于颈部、络脉穴位，具体为足太阳膀胱经根起于井穴至阴，流经于原穴京骨，注于经穴昆仑，上入于颈部的天柱穴，下入于小腿后侧的络穴飞扬；足少阳胆经根起于井穴窍阴，流经原穴丘墟，注于经穴阳辅，上入于颈部的天容穴，下入于小腿外侧络穴光明；足阳明胃经根起于井穴厉兑，流经原穴冲阳，注入合穴足三里，上进入颈部的人迎穴，下进入小腿前侧的络穴丰隆；手太阳小肠经根起于井穴少泽，流经经穴阳谷，注入合穴小海，上进入头部的天窗穴，下进入前臂的络穴支正；手少阳三焦经脉根起于井穴关冲，流经原穴阳池，注入经穴支沟，上进入头部的天牖穴，下进入络穴外关；手阳明大肠经根起于井穴商阳，流经原穴合谷，注入经穴阳溪，上进入颈部的扶突穴，下进入络穴偏历。这就是手三阳、足三阳左右共十二条经脉的根源流向与注入的部位（表4-5）。《灵枢·根结第五》曰："足太阳根于至阴，溜于京骨，注于昆仑，入于天柱、飞扬也。足少阳根于窍阴，溜于丘墟，注于阳辅，入于天容、光明也。足阳明根于厉兑，溜于冲阳，注于下陵，入于人迎、丰隆也。手太阳根于少泽，溜于阳谷，注于小海，入于天窗、支正也。手少阳根于关冲，溜于阳地，注于支沟，入于天牖、外关也。手阳明根于商阳，溜于合谷，注于阳溪，入于扶突、偏历也。此所谓十二经者，盛络皆当取之。"

手足三阳经根溜注入《内经》没有主病，治疗只有"盛络皆当取之"，针刺血络。《灵枢·根结第五》曰："此所谓十二经者，盛络皆当取之。"提示经络腧穴、络穴同时针刺，根溜注的井、原、经、合穴位于四肢末端，入下分布于前臂、小腿的络脉，入上分布于颈部，比根结上下相配取穴法更为丰富，不但选取经穴，而且配合络脉络穴，也是上下取穴法、腧穴、络穴取穴法，并完善了根结的上下取穴法，但同时又有所区别，根结指的是足三阴三阳经，没有手经，根溜注入指的是手足三阳经，没有阴经，二者可以相互参考，结合考虑。

表4-5 手足阳经根流注入

项目	根	流	注	入（上颈部）	下络穴
足太阳经	至阴	京骨	昆仑	天柱	飞扬
足少阳经	足窍阴	丘墟	阳辅	天容	光明
足阳明经	厉兑	冲阳	足三里	人迎	丰隆
手太阳经	少泽	阳谷	小海	天窗	支正
手少阳经	关冲	阳池	支沟	天牖	外关
手阳明经	商阳	合谷	阳溪	扶突	偏历

5. 下合穴

手三阳各有合穴，为与上肢合穴区分，大肠、小肠、三焦位于下肢的称为下合穴，足三阳经合穴也是胃、胆、膀胱的下合穴。下合穴是六腑独有的腧穴，直通六腑，不是手足阳经的下合穴，六腑病证下合穴多有阳性反应，针刺下合穴，对六腑具有较快、较好调节作用，强调下合穴对六腑病的治疗作用。

（1）下合穴及作用

下合穴是六腑之气下合于下肢足三阳经的腧穴。《灵枢·本输第二》曰："六腑皆出足之三阳，上合于手者也。"《灵枢·邪气脏腑病形第四》曰："此阳脉之别入于内，属于腑者也。"说明六腑之气都通向下肢，在足三阳经上各有下合穴，而手三阳经有合穴，其所属的腑又有下合穴。具体为胃下合足三里、大肠下合上巨虚、小肠下合下巨虚、膀胱下合委中、胆下合阳陵泉、三焦下合委阳（表4-6），六腑之气通向下肢，六穴直通各自六腑，对六腑分别有快速、高效调节作用。《灵枢·邪气脏腑病形第四》曰："合治六腑……胃合于三里，大肠合入于巨虚上廉，小肠合入于巨虚下廉，三焦合入于委阳，膀胱合入于委中央，胆合入于阳陵泉。"

大肠、小肠的下合穴都在足阳明胃经，所以有大肠小肠皆属于胃之说。

《灵枢·本输第二》曰："大肠小肠，皆属于胃。"三焦的下合穴，因三焦为"决渎之官，水道出焉"，三焦是"太阳之别""入络膀胱"，与膀胱均为水液之腑，都具有调节水液代谢的作用，所以位于足太阳膀胱经。

（2）下合穴主治病证

由于下合穴与六腑的特殊关系，对六腑有很好调节作用，用以治疗六腑病证，是针刺六腑病证的主要腧穴，六腑有病，首取其下合穴。《素问·咳论第三十八》曰："治腑者，治其合。"《灵枢·邪气脏腑病形第四》曰："大肠病者，肠中切痛而鸣濯濯，冬日重感于寒即泄，当脐而痛，不能久立，与胃同候，取巨虚上廉。胃病者，腹䐜胀，胃脘当心而痛，上肢两胁，膈咽不通，食饮不下，取之三里也。小肠病者，小腹痛，腰脊控睾而痛，时窘之后，当耳前热，若寒甚，若独肩上热甚，及手小指次指之间热，若脉陷者，此其候也。手太阳病也，取之巨虚下廉。三焦病者，腹气满，小腹尤坚，不得小便，窘急，溢则水，留即为胀，候在足太阳之外大络，大络在太阳、少阳之间，亦见于脉，取委阳。膀胱病者，小腹偏肿而痛，以手按之，即欲小便而不得，肩上热，若脉陷，及足小指外廉及胫踝后皆热，若脉陷，取委中央。胆病者，善太息，口苦，呕宿汁，心下澹澹，恐人将捕之，嗌中吤吤然，数唾。在足少阳之本末，亦视其脉之陷下者灸之，其寒热者取阳陵泉。"

表 4-6　下合穴及主治病证

项目	下合穴	所在经脉	病证
大肠	上巨墟	足阳明经	肠中切痛而鸣濯濯冬日重感于寒即泄当脐而痛不能久立
胃	足三里	足阳明经	腹䐜胀胃脘当心而痛上肢两胁膈咽不通食饮不下
小肠	下巨墟	足阳明经	小腹痛，腰脊控睾痛，时窘后，耳前热，寒甚，独肩上、手小指次指之间热
三焦	委阳	足太阳经	腹气满小腹尤坚不得小便，窘急，溢则水胀，血络
膀胱	委中	足太阳经	小腹肿痛按欲小便不得，肩上热，脉陷小趾外胫踝后热
胆	阳陵泉	足少阳经	善太息口苦呕宿汁心下澹澹恐人将捕之嗌中吤吤然数唾

（3）下合穴针刺

下合穴临床较为常用，六腑病证，单独针刺双侧阳性下合穴，使气至病所，即有较好疗效，临床也可互相配合和／或配合六腑俞募穴、所属经脉五输穴等针刺，治疗多种病证。《灵枢·四时气第十九》曰："邪在腑，取之合……腹中常鸣，气上冲胸，喘不能久立，邪在大肠，刺肓之原、巨虚上廉、三里。小腹控睾，引腰脊，上冲心，邪在小肠者，连睾系，属于脊，贯肝肺，络心系。气盛则厥逆，上冲肠胃，熏肝，散于肓，结于脐。故取之肓原以散之，刺太阴以予之，取厥阴以下之，取巨虚下廉以去之，按其所过之经以调之。善呕，呕有苦，长太息，心中憺憺，恐人将捕之，邪在胆，逆在胃，胆液泄则口苦，胃气逆则呕苦，故曰呕胆。取三里以下胃气逆，则刺少阳血络以闭胆逆，却调其虚实以去其邪……小腹痛肿，不得小便，邪在三焦约，取之太阳大络，视其络脉与厥阴小络结而血者，肿上及胃脘，取三里。"

下合穴针刺要注意体位。《灵枢·邪气脏腑病形第四》曰："取之三里者，低跗取之；巨虚者，举足取之；委阳者，屈伸而索之；委中者，屈而取之；阳陵泉者，正竖膝予之齐下至委阳之阳取之。"

6. 十二经标本

（1）十二经标本部位

十二经标本是指十二经的标部和本部。标指末梢，为经气所止；本指根本，为经气所起。十二经各有标本，四肢肘膝以下部（穴）位为本，头、面、胸、背的部（穴）位为标，十二经标、本多各是一个穴位，少数二个穴位。分别是足太阳经本穴为附阳，标为精明，足阳明经本穴为厉兑，标为人迎、颊挟颃颡，足少阳经本穴为足窍阴，标为听宫，足太阴经本穴为三阴交，标为脾俞、舌根部，足少阴经本穴为复溜、交信，标为肾俞、金津玉液，足厥阴经本穴为中封，标为肝俞，手太阳经本穴为养老，标为精明穴上1寸，手阳明经本穴为曲池，标为头维，手少阳经本穴为液门，标为角孙、丝竹空，手太阴经本穴为太渊，标为天府，手少阴经本穴为神门，标为心俞，手厥阴经本穴为内关，标为天池（表4-7）。《灵枢·卫气第五十二》曰："足太阳之本在跟以上五寸中，标在两络命门。命门者，目也。足少阳之本在窍阴之间，标在窗笼之前。窗笼者，耳也。足少阴之本在内踝下上三寸中，标在背俞与舌下两脉也。足厥阴之本在行间上五寸所，标在背腧也。足阳明之本在厉兑，标在人迎颊挟颃颡也。足大阴之本在中封前上四寸之中，标在背腧与舌本也。手太阳之本在外踝之后，标在命门之上一寸也。手少阳之本在小指次指之间上二寸，标在耳后上角下外眦也。手阳明之本在肘骨中上至别阳，标在颜下合钳上也。手太阴之本在寸口之中，标在腋内动也。手少阴之本在锐骨之端，标在背腧也。手心主之本在掌后两筋之间二寸中，标在腋下下三寸也。"

表4-7 十二经标本

项目	本（部位	腧穴）	标（部位	腧穴）
足太阳经	跟以上五寸中	附阳	两络命门、目也	精明
足阳明经	在厉兑	厉兑	颊挟颃颡	人迎
足少阳经	窍阴之间	足窍阴	窗笼之前	听宫
足太阴经	中封前上四寸之中	三阴交	背腧与舌本也	脾俞、舌根
足厥阴经	行间上五寸所	中封	背腧	肝俞
足少阴经	内踝下上三寸中	复溜、交信	背腧与舌下两脉	肾俞、金津玉液
手太阳经	外踝之后	养老	命门之上一寸	精明上1寸
手阳明经	肘骨中、上至别阳	曲池、上臂穴	颜下合钳上	头维
手少阳经	小指次指之间上二寸	液门	耳后上角下外眦	角孙、丝竹空
手太阴经	寸口之中	太渊	腋内动	天府
手心主经	掌后两筋之间二寸中	内关	腋下下三寸	天池
手少阴经	锐骨之端	神门	背腧	心俞

附：手阳明经标穴为头维，属于足阳明经，手太阳经标穴为命门（精明）之上一寸也，在足太阳经循行线上，从此也可以看出手足同名经的密切关系。

十二经标本其分布部位与根结相仿，但联系范围较广，用以说明经脉四肢（本）与头、面、胸、背（标）之间的生理功能与穴位主治上的联系。《灵枢·卫气第五十二》曰："能知六经标本者，可以无惑于天下。"

（2）十二经标本病证

十二经标本病证的发病规律，下部本阳气虚弱发生厥逆，阳气实发生热证。上部标阳气不足出现眩晕，亢盛的出现发热、疼痛。《灵枢·卫气第五十二》曰："凡候此者，下虚则厥，下盛则热；上虚则眩，上盛则热痛。"

（3）十二经标本针刺治疗

十二经标本针刺上述穴位实证用泻法，虚证用补法。《灵枢·卫气第五十二》曰："实者绝而止之，虚者引而起之。"治疗强调的是上下取穴法，下部的本穴与上部标穴同时选取，用以治疗经脉及脏腑病证，临床上也可配合其他配穴法。

7. 奇经八脉腧穴

奇经八脉是人体重要的经脉，对十二经脉具有联络、调节等作用，是人体经脉的调节系统，其腧穴也是常用的选取穴位，尤其任督二脉腧穴。

（1）督脉腧穴

督脉行于躯干、头后正中线。《素问·骨空论第六十》曰："督脉者……贯脊属肾，与太阳起于目内眦，上额，交巅上，入络脑还出别下项，循肩髆内，侠脊抵腰中，入循膂，络肾。"是人体躯干的中枢、左右的枢纽，脏腑悬挂于督脉及两旁，督脉与脏腑、脑等相连，其气相通，生理相互联系，病理相互影响。

督脉腧穴具有较好调节脏腑的作用，是临床主要腧穴。《素问·气府论第五十九》曰："督脉气所发者二十八穴：项中央二。发际后中八，面中三，大椎以下至尻尾及傍十五穴。至骶下凡二十一节，脊椎法也。"穴位以百会、风府、大椎、骶部等为主，风府、七胸椎、骶部为道家三关所在，百会为三阳五会，大椎为诸阳之会等，为督脉主要穴位，可治疗全身、局部病证，可治疗寒证，也可治疗热证，可以针刺，也可以艾灸。《灵枢·本输第二》曰："督脉也，名曰风府。"《素问·刺热第三十二》曰："热病气穴：三椎下间主胸中热；四椎下间主鬲中热；五椎下间主肝热；六椎下间主脾热；七椎下间主肾热。荣在骶也。项上三椎陷者中也。"《素问·骨空论第六十》曰："风从外入，令人振寒，汗出，头痛，身重，恶寒，治在风府，调其阴阳，不足则补，有余则泻……督脉生病治督脉，治在骨上……灸寒热之法，先灸项大椎，以年为壮数；次灸橛骨，以年为壮数。"

督脉腧穴也可用以治疗局部对应病证，头部治疗脑病证，上背部治疗胸部、心肺病证，下背部治疗腹部脾胃、肝胆等消化系统病证，腰骶部治疗肾、膀胱、子宫、前列腺等泌尿、生殖系统病证。

（2）任脉腧穴

任脉行于前正中。《素问·骨空论第六十》曰："任脉者，起于中极之下，以上毛际，循腹里，上关元，至咽喉，上颐循面入目。"是人体前面左右的分界线，内藏脏腑，任脉与脏腑相邻、相连，其气相通，生理相互联系，病理相互影响。《素问·上古天真论第一》曰："任脉通，太冲脉盛，月事以时下，故有子……七七任脉虚，太冲脉衰少，天癸竭，地道不通，故形坏而无子也。"

《素问·气府论第五十九》曰："任脉之气所发者二十八穴：喉中央二，膺中骨陷中各一，鸠尾下三寸，胃脘五寸，胃脘以下至横骨六寸半一，腹脉法也。下阴别一，目下各一，下唇一，龈交一。"《灵枢·本输第二》曰："缺盆之中，任脉也，名曰天突。"任脉穴位以天突、膻中、鸠尾、中脘、气海、关元、曲骨等为主，膻中为气之海、中丹田，膻中、鸠尾又为心包、心募穴，鸠尾、气海为十二原"膏之原""肓之原"，气海、关元、曲骨为道家下丹田位置范围。《灵枢·海论第三十三》曰："膻中者，为气之海，其输上在于柱骨之上下，前在于人迎。"

任脉腧穴具有较好调节作用，用以治疗任脉、脏腑等病证，腧穴可治疗全身病证，也都能治疗局部对应病证，唇下治疗五官病证，胸部治疗胸部、心肺病证，上腹部治疗脾胃、肝胆等消化系统病证，下腹部治疗肾、膀胱、子宫等泌尿、生殖系统病证。《素问·骨空论第六十》曰："其上气有音者，治其喉中央，在缺盆中者……灸寒热之法……膺中陷骨间灸之。"《灵枢·忧恚无言第六十九》曰："人卒然无音者，寒气客于厌，则厌不能发，发不能下，至其开阖不致，故无音……足之少阴上系于舌，络于横骨，终于会厌。两泻其血脉，浊气乃辟。会厌之脉，上络任脉，取之天突，其厌乃发也。"《灵枢·四时气第十九》曰："腹中常鸣，气上冲胸，喘不能久立，邪在大肠，刺肓之原、巨虚上廉、三里。小腹控睾，引腰脊，上冲心，邪在小肠者，连睾系，属于脊，贯肝肺，络心系。气盛则厥逆，上冲肠胃，熏肝，散于肓，结于脐。故取之肓原以散之，刺太阴以予之，取厥阴以下之，取巨虚下廉以去之，按其所过之经以调之。"《灵枢·寒热病第二十一》曰："身有所伤，血出多，及中风寒，若有所堕坠，四支懈惰不收，名曰体惰，取其小腹脐下三结交。三结交者，阳明、太阴也，脐下三寸关元也。"《素问·气穴论第五十八》曰："背与心相控而痛，所治天突与十椎及上纪，上纪者，胃脘也，下纪者，关元也。背胸邪系阴阳左右，如此其病前后痛涩，胸胁痛而不得息，不得卧，上气短气偏痛，脉满起，斜出尻脉，络胸胁，支心贯鬲，上肩加天突，斜下肩交十椎下。"

（3）跷脉腧穴

跷脉为阴跷脉、阳跷脉的合称，男子以阳跷为经，阴跷为络；女子以阴跷为经，阳跷为络。阳跷起于足跟外侧申脉，经外踝上行腓骨后缘，沿股部外侧和胁后上肩，过颈部上挟口角，进入目内眦，与阴跷脉会合，再沿足太阳经上额，与足少阳经合于风池。阴跷脉起于足跟内侧照海，通过内踝上行，沿大腿的内侧进入前阴部，沿躯干腹面上行，至胸部入于缺盆，上行于喉结旁足阳明经的人迎穴之前，到达鼻旁，连属眼内角，与足太阳、阳跷脉会合而上行。《灵枢·脉度第十七》曰："跷脉者，少阴之别，起于然骨之后，上内踝之上，直上循阴股入阴，上循胸里入缺盆，上出人迎之前，入頄，属目内眦，合于太阳、阳跷而上行，气并相还，则为濡目，气不荣则目不合……黄帝曰：跷脉有阴阳，何脉当其数？岐伯答曰：男子数其阳，女子数其阴。当数者为经，其不当数者为络也。"

阴阳跷脉没有自己腧穴，其腧穴为与其他脉的交会穴，申脉、照海临床最常用，由于跷脉与足少阴肾经、足太阳膀胱经较为密切，跷脉及腧穴对调节足少阴肾经、足太阳膀胱经病证及睡眠、目疾等有较好疗效。《灵枢·寒热病第二十一》曰："足太阳有通项入于脑者，正属目本，名曰眼系，头目苦痛取之，在项中两筋间。入脑乃别。阴跷、阳跷，阴阳相交，阳入阴，阴出阳，交于目锐眦，阳气盛则瞋目，阴气盛则瞑目。"《灵枢·热病第二十三》曰："目中赤痛，从内眦始，取之阴跷……癫，取之阴跷及三毛上及血络出血。"《素问·缪刺论第六十三》曰："邪客于足阳跷之脉，令人目痛，从内眦始，刺外踝之下半寸所，各二痏。左刺右，右刺左。如行十里顷而已。"

（4）阳维、阴维部位

维有维系联络之意。《内经》没有论述阳维、阴维的循行、功能、穴位，但有参与治病的记载，用以治疗阳维之脉、飞阳之脉之腰痛，从针刺部位看，阳维、阴维与足太阳膀胱经、足少阴肾经关系较为密切。《素问·刺腰痛第四十一》曰："阳维之脉令人腰痛，痛上怫然肿，刺阳维之脉，脉与太阳合腨下间，去地一尺所……飞阳之脉令人腰痛，痛上怫怫然，甚则悲以恐，刺飞阳之脉，在内踝上五寸，少阴之前与阴维之会。"

（5）冲脉腧穴

冲脉能调节十二经气血，故称为十二经脉之海，其循行较为散在，主要与足少阴肾经、足阳明胃经、任脉关系紧密。《灵枢·五音五味第六十五》曰："冲脉、任脉皆起于胞中，上循背里，为经络之海。其浮而外者，循腹右上行，会于咽喉，别而络唇口。"《素问·骨空论第六十》曰："冲脉者，起于气街，并少阴之经，侠脐上行，至胸中而散。"《素问·上古天真论第一》曰："任脉通，太冲脉盛，月事以时下，故有子……七七任脉虚，太冲脉衰少，天癸竭，地道不通，故形坏而无子也。"

冲脉穴位多是与足阳明经、足少阴经、任脉交会穴。《素问·气府论第五十九》曰："冲脉气所发者二十二穴：侠鸠尾外各半寸至脐寸一，侠脐下傍各五分至横骨寸一，腹脉法也。"《灵枢·海论第三十三》曰："冲脉者，为十二经之海，其输上在于大杼，下出于巨虚之上下廉。"《素问·痿论第四十四》曰："冲脉者，经脉之海也，主渗灌溪谷，与阳明合于宗筋。"

冲脉主病为血病、气逆里急、生育、月经病，足少阴肾经、任脉相关病证等，《素问·骨空论第六十》曰："冲脉为病，逆气里急。"选取相应穴位针刺。

（6）带脉腧穴

带脉《内经》论述较为分散，也可推知，带脉循行腰部，过十四椎，有约束诸脉的作用。《灵枢·经别第十一》曰："足少阴之正，至腘中，别走太阳而合，上至肾，当十四椎，出属带脉。"《素问·痿论第四十四》曰："阳明为之长，皆属于带脉，而络于督脉。故阳明虚，则宗筋纵，带脉不引，故足痿不用也。"《灵枢·癫狂第二十二》曰："脉癫疾者，暴仆，四肢之脉皆胀而纵。脉满，尽刺之出血；不满，灸之挟项太阳，灸带脉于腰相去三寸，诸分肉本输。"带脉穴是与足少阳经的交会穴，用于治疗带脉病证，治疗可针刺，也可艾灸。

8. 背俞穴

（1）背俞穴概念、部位

背俞穴是脏腑之气输注于腰背部足太阳经的俞穴，是临床治疗脏腑病证的主要穴位。《素问·气府论第五十九》曰："足太阳脉气所发者……五脏之俞各五，六腑之俞各六。"背俞穴全部分布于背部足太阳经第一侧线上，即后正中线旁开 1.5 寸处，背俞穴有肺俞、厥阴俞、心俞、肝俞、胆俞、脾俞、胃俞、三焦俞、肾俞、大肠俞、小肠俞、膀胱俞等（表 3-8），背俞穴与相应脏腑位置的高低基本一致。肺俞在第三胸椎棘突下，旁开 1.5 寸，厥阴俞在第四胸椎棘突下，旁开 1.5 寸，心俞在第五胸椎棘突下，旁开 1.5 寸，肝俞在第九胸椎棘突下，旁开 1.5 寸，胆俞在第十胸椎棘突下，旁开 1.5 寸，脾俞在第十一胸椎棘突下，旁开 1.5 寸，胃俞在第十二胸椎棘突下，旁开 1.5 寸，三焦俞在第一腰椎棘突下，旁开 1.5 寸，肾俞在第二腰椎棘突下，旁开 1.5 寸，大肠俞在第四腰椎棘突下，旁开 1.5 寸，小肠俞平第一骶后孔，旁开 1.5 寸，膀胱俞平第二骶后孔，旁开 1.5 寸（表 4-8）。《素问·血气形志第二十四》曰："欲知背俞，先度其两乳间，中折之，更以他草度去半已，即以两隅相拄也，乃举以度其背，令其一隅居上，齐脊大椎，两隅在下，当其下隅者，肺之俞也；复下一度，心之俞也；复下一度，左角肝之俞也，右角脾之俞也。复下一度，肾之俞也。是谓五脏之俞，灸刺之度也。"《灵枢·背俞第五十一》曰："黄帝问于岐伯曰：愿闻五脏之腧出于背者。岐伯曰：胸中大俞在杼骨之端，肺俞在三焦之间，心俞在五焦之间，膈俞在七焦之间，肝俞在九焦之间，脾俞在十一焦之间，肾俞在十四焦之间。皆挟脊相去三寸所，则欲得而验之，按其处，应在中而痛解，乃其腧也。"

表 4-8　背俞穴部位、主治病证

脏腑	穴名	部位	病证
肺	肺俞	第三胸椎棘突下，旁开 1.5 寸	咳嗽、气喘等肺病
心包	厥阴俞	第四胸椎棘突下，旁开 1.5 寸	心悸、胸闷、心烦等心包病
心	心俞	第五胸椎棘突下，旁开 1.5 寸	心悸、胸闷、心痛、心烦、失眠等心病
肝	肝俞	第九胸椎棘突下，旁开 1.5 寸	胁胀痛、腹胀、黄疸、纳呆、心烦等肝病
胆	胆俞	第十胸椎棘突下，旁开 1.5 寸	胁痛、口苦、黄疸等胆病
脾	脾俞	第十一胸椎棘突下，旁开 1.5 寸	头晕、乏力、健忘、纳差、便溏、浮肿等脾病
胃	胃俞	第十二胸椎棘突下，旁开 1.5 寸	呕吐、不食、胃痛、腹胀等胃病
三焦	三焦俞	第一腰椎棘突下，旁开 1.5 寸	腰痛、带下、小便混浊、肿胀等三焦病
肾	肾俞	第二腰椎棘突下，旁开 1.5 寸	腰痛、浮肿、耳鸣、头晕等肾病
大肠	大肠俞	第四腰椎棘突下，旁开 1.5 寸	头痛、牙痛、腹痛、便秘、泄泻等大肠病
小肠	小肠俞	第一骶椎棘突下，旁开 1.5 寸	泄泻、后头疼痛、后项拘挛等小肠病
膀胱	膀胱俞	第二骶椎棘突下，旁开 1.5 寸	头痛、小便频数涩痛、遗尿、腰痛、等膀胱病

（2）背俞穴作用、主治

背俞穴有振奋人体脏腑之气、祛除脏腑邪气、调节脏腑功能的作用，脏腑等病证背俞穴实证多有压痛等阳性反应，虚证多有按压舒适等阳性反应，背俞穴是《内经》治疗脏腑病最主要腧穴，治疗相应脏腑病及与该脏腑相关的五官病、肢体病等。《素问·咳论第三十八》曰："治脏者，治其俞。"通过针刺，脏腑功能恢复正常，背俞穴阳性反应多消失。

背俞穴是足太阳经腧穴，还可兼治足太阳经病证。

（3）背俞穴运用

1）脏腑病证只用背俞穴

背俞穴治疗脏腑病，背俞穴多有阳性反应，选择阳性反应背俞穴。《灵枢·背俞第五十一》曰："欲得而验之，按其处，应在中而痛解，乃其俞也。"如五脏咳、五脏痹各针刺其背俞穴。《素问·咳论第三十八》曰：咳"治脏者，治其俞。"《素问·痹论第四十三》曰：脏腑痹"五脏有俞，六腑有合"。心痛用背俞针刺。《灵枢·杂病第二十六》曰："心痛，当九节刺之，按，已刺按之，立已；不已，上下求之，得之立已。"

背俞穴治疗，可用针刺，也可用放血、艾灸等。《素问·刺疟第三十六》曰："疟脉满大急，刺背俞，用中针傍伍胠俞各一，适肥瘦出其血也。"《素问·刺疟第三十六》曰："疟脉满大急，刺背俞，用五胠俞、背俞各一，适行至于血也。"《素问·骨空论第六十》曰："灸寒热之法……视背俞陷者灸之。"

背俞穴除脏腑之俞外，还有一些腧穴，在足太阳经第二条循行线上，和背俞穴位置相近，治疗病证、刺法基本相同，只是没有背俞穴之名。《素问·骨空论第六十》曰："大风汗出，灸譩譆，譩譆在背下侠脊旁三寸所，厌之令病者呼譩譆，譩譆应手……眇络季胁引少腹而痛胀，刺譩譆。"

2）背俞穴与募穴相配

募穴是脏腑之气输注于胸腹部的腧穴，背俞穴与胸腹部募穴相配，一前一后，称为俞募相配，对脏腑调节作用更强，用以治疗脏腑病证，疗效更好，如治寒热、胆瘅、邪在肺、腹暴满等。《素问·长刺节论第五十五》曰："治寒热深专者，刺大脏，迫脏刺背，背俞也，刺之迫脏，脏会。"《素问·奇病论第四十七》曰："帝曰：有病口苦，取阳陵泉，口苦者，病名为何？何以得之？岐伯曰：病名曰胆瘅。夫肝者，中之将也，取决于胆，咽为之使。此人者，数谋虑不决，故胆虚，气上溢，而口为之苦。治之以胆募、俞。"《灵枢·五邪第二十》曰："邪在肺，则病皮肤痛，寒热，上气喘，汗出，咳动肩背。取之膺中外腧，背三节五脏之傍，以手疾按之，快然，乃刺之。取之缺盆中以越之。"《素问·通评虚实论第二十八》曰："腹暴满，按之不下，取手太阳经络者，胃之募也，少阴俞去脊椎三寸旁五，用圆利针。"

3）背俞穴配合其他腧穴

背俞穴还配合其他腧穴，如厥逆腹胀满、肠鸣、胸满不得息背俞穴配合胸胁部穴位。《灵枢·癫狂第二十二》曰："厥逆腹胀满，肠鸣，胸满不得息，取之下胸二胁，咳而动手者，与背腧以手按之立快者是也。"

9. 气街

（1）气街的概念

气街有四，又称四街、四气街，是头、胸、腹、胫部脉气汇聚和流通的通道。气街是对根结理论的补充，根结强调的是上下联系，气街则是强调前后联系（胫气街是上下联系）。气街是脏腑和诸经气血输注的捷径，脏腑气血通过气街而直达于外，灌注于诸经，诸经气血也可借气街直达于内，以养脏腑，尤其邪气侵袭，阻塞络脉，四气街发挥通行气血、营卫的作用。《灵枢·动输六十二》曰："夫四末阴阳之会者，此气之大络也；四街者，气之径路也。故络绝则径通，四末解则气从合，相输如环。"

脏腑通过气街而前后相连，躯干部胸气街将胸膺与背部相连贯，腹气街将腹与腰背部相连贯。头气街以脑为中心，胸气街以心肺为中心，腹气街以肝、脾、肾及六腑为中心，胫气街以"气街、承山、踝上下"为中心（表4-9）。《灵枢·卫气第五十二》曰："胸气有街，腹气有街，头气有街，胫气有街。故气在头者，止之于脑；气在胸者，止之膺与背腧；气在腹者，止之背腧与冲脉于脐左右之动脉者；气在胫者，止之于气街与承山，踝上以下。"

（2）气街病证

气街的病证，是气郁积于四气街的病证，头气街病证头痛眩仆，胸气街病证胸痛胸闷，腹气街病证腹痛中满暴胀，胫气街病证脏腑失调等。《灵枢·卫气第五十二》曰："所治者，头痛眩仆，腹痛中满暴胀，及有新积。"

（3）气街针刺部位、治疗

气街病的针刺部位即是气街的输注部位，脑气街在百会、风府，胸气街在胸部腧穴、背俞穴，腹气街在背俞穴、脐部血管搏动的肓俞、天枢，胫气街在气冲、承山、足踝上下等。

气街病的治疗，针刺前长时间按压针刺穴位，产生异感或搏动，以疏散积聚，然后毫针针刺补泻，并根据积聚疼痛是否移动推测预后，一般来说疼痛可以移动的容易治愈，固定不移的难以治愈。《灵枢·卫气第五十二》曰："取此者用毫针，必先按而在久，应于手，乃刺而予之……痛可移者，易已也；积不痛，难已也。"

气街也是对根结理论治疗的补充，根结强调上下同取，气街则前后取穴与上下相结合。

表 4-9 气街、主病、针刺部位

项目	输注、针刺部位	主治
头气有街	止之于脑 百会、风府	头痛眩仆
胸气有街	止之膺与背腧 胸、背腧穴	胸痛胸闷
腹气有街	止之背腧与冲脉于脐左右之动脉 腰、腹腧穴	腹痛中满暴胀
胫气有街	止之于气街与承山，踝上以下 气街、承山、踝上	积聚、脏腑病

10. 四海

（1）四海概念

四海即髓海、血海、气海、水谷之海的总称（表4-10），强调四海的重要性，血海又称冲脉、十二经之海。《灵枢·海论第三十三》曰："人有髓海，有血海，有气海，有水谷之海。"四海为人体气血精髓等精微物质化生、汇聚之所，脑为髓海，脑部髓海为元神之府，是神气的本源，脏腑经络活动的主宰；膻中为气海，是宗气所聚之处，贯心脉而行呼吸；胃为水谷之海，受纳水腐熟谷，是气血等水谷精微化源之地，即气血生化之源；冲脉为十二经之海，起于胞宫，伴足少阴经上行，为十二经之根本，调节十二经。

（2）四海病证

四海病证分为虚实两大类，即有余、不足。《灵枢·海论第三十三》曰："气海有余者，气满胸中，悗息，面赤；气海不足，则气少不足以言。血海有余，则常想其身大，怫然不知其所病；血海不足，亦常想其身小，狭然不知其所病。水谷之海有余，则腹满；水谷之海不足，则饥不受谷食。

髓海有余，则轻劲多力，自过其度；髓海不足，则脑转耳鸣，胫酸眩冒，目无所见，懈怠安卧。"

（3）四海针刺部位

四海病证针刺部位。《内经》已进行了详细介绍，水谷之海胃的病证取气街、足三里，十二经之海冲脉病证取大杼、上下巨虚，气之海膻中病证取柱骨上穴位大椎、人迎，髓之海脑病证取百会、风府，多上下相配。《灵枢·海论第三十三》曰："胃者，水谷之海，其输上在气街，下至三里。冲脉者，为十二经之海，其输上在于大杼，下出于巨虚之上下廉。膻中者，为气之海，其输上在于柱骨之上下，前在于人迎。脑为髓之海，其输上在于其盖，下在风府。"

四海病证针刺方法根据病证的虚实选取相对应穴位补泻，补虚泻实，以调节气血、脑髓、水谷等。《灵枢·海论第三十三》曰："审守其输，而调其虚实。"也可配合其他选穴方法。

表 4-10　四海、主病、针刺部位

项目	位置	穴位	病证
气之海	膻中	输上在柱骨上、下前在人迎	有余气满胸中悗息面赤、不足则气少不足以言
十二经之海（血海）	冲脉	输上在大杼、下出巨虚上下廉	有余常想其身大怫然不知其所病、不足常想其身小狭然不知其所病
水谷之海	胃	输上在气街、下至三里	有余则腹满、不足则饥不受谷食
髓之海	脑	输上在于其盖、下在风府	有余轻劲多力、不足脑转耳鸣、胫酸眩冒目无所见懈怠

11. 天牖五部

（1）天牖五部、位置

天牖五部是人迎、扶突、天牖、天柱、天府五穴，五穴以天牖居中，故名（表6-4），强调天牖五部穴位的重要性，天牖五部五个穴位的部位从内侧向外侧分别为人迎穴，平喉结在胸锁乳突肌前缘；扶突穴平喉结在胸锁乳肌之后；再向后中间为天牖穴，平下颌角，胸锁乳突肌后缘；天柱穴在项后，平第二颈椎棘突上际，斜方肌外缘；天府穴在腋下三寸处，动脉应手处，分别属于足阳明经、手阳明经、手少阳经、足太阳经、手太阴经。

《灵枢·寒热病第二十一》曰："颈侧之动脉人迎。人迎，足阳明也，在婴筋之前。婴筋之后，手阳明也，名曰扶突。次脉，手少阳脉也，名曰天牖。次脉，足太阳也，名曰天柱。腋下动脉，臂太阴也，名曰天府。"天牖五部中四个为阳经穴，位于颈部，一个为阴经穴，位于上臂内侧。诸阳之气，皆上于头，头为诸阳之会，五官七窍皆在于头面部，此五穴重视阳气的调节，其次还有一阴经，手太阴肺经，肺经虽然为阴经，但肺主气，为宗气之所聚，呼吸吐纳全赖于肺的作用，对于阳气之温煦补养十分重要，故而纳入颈部五穴。

五穴多位于较细头颈结合部，经脉分布密集而有皱褶，经气易于瘀滞、瘀阻，为调节高效处，对头面病证有较好调节作用，内脏病证也可运用，有不少医者在开发、运用颈部腧穴，取得了满意效果。西医认为此处内有脊髓、颅神经、神经节、颈部脊神经及分支、甲状腺等内分泌腺、血管、气管、食管、筋膜、韧带、肌肉、肌腱等，对头面、内脏都有较好调节作用，是临床常用部位。

（2）天牖五部主治病证

天牖五部可治疗头痛、胸满不得息、暴瘖、暴聋、拘挛、癫痫及口鼻出血等头面五官、内科病证（表4-11）。《灵枢·寒热病第二十一》曰："阳迎头痛，胸满不得息，取之人迎。暴瘖气硬，取扶突与舌本出血。暴聋气蒙，耳目不明，取天牖。暴挛痫眩，足不任身，取天柱。暴瘅内逆，肝肺相搏，血溢鼻口，取天府。此为天牖五部。"其他篇也论述等。《灵枢·口问第二十八》曰："黄帝曰：人之哀而泣涕出者，何气使然？岐伯曰：心者，五脏六腑之主也；目者，宗脉之所聚也，上液之道也；口鼻者，气之门户也。故悲哀愁忧则心动，心动则五脏六腑皆摇，摇则宗脉感，宗脉感则液道开，液道开，故泣涕出焉。液者，所以灌精濡空窍者也，故上液之道开则泣，泣不止则液竭，液竭则精不灌，精不灌则目无所见矣，故命曰夺精。补天柱经侠颈。"现在治疗范围更大，病证更多。

表 4-11　天牖五部位置、主病

穴位	位置	所在经脉	主治病证
人迎	平喉结在胸锁乳突肌前缘	足阳明经	阳迎头痛、胸满不得息
扶突	平喉结胸锁乳肌之后缘	手阳明经	暴瘖气鞕
天牖	平下颌角胸锁乳突肌后缘	手少阳经	暴聋气蒙，耳目不明
天柱	后发际正中旁开约 2 厘米	足太阳经	暴挛痫眩、足不任身
天府	肱二头肌外侧缘肘横纹上 6 寸	手太阴经	暴瘅内逆、血溢鼻口

（3）天牖五部针刺方法

天牖五部强调的是局部取穴法，针刺颈部具有较好调节作用，临床常用，可直刺，也可斜刺，刺入不可过深，要注意避开神经、血管、气管等，尤其注意不要刺伤脊髓。临床运用时，可相互选取，也可结合五输穴等远距离阳性腧穴，以增强疗效，如《灵枢·海论第三十三》曰："膻中者，为气之海，其输上在于柱骨之上下，前在于人迎。"

12. 六经开阖枢

开阖枢是六经之气出入离合特点、规律的形象概括，是用浅显的生活知识解释六经复杂的生理功能特性，对临床具有指导作用。

（1）开阖枢概念

开阖枢是对手足三阴三阳六经之气出入离合规律的论述，"开"指门栓，"阖"指门板，"枢"指门轴，具体为三阳中，太阳为开、阳明为阖、少阳为枢，太阳为三阳之表，在表为开；阳明为三阳之里，在里为阖；少阳介于半表半里之间，转输内外为枢。三阴中，太阴为开、厥阴为阖、少阴为枢，太阴为三阴之表为开；厥阴为三阴之里为阖；少阴介于三阴表里之间为枢，开阖枢是手足同名经同性。《素问·阴阳离合论第六》曰："是故三阳之离合也，太阳为开，阳明为阖，少阳为枢……是故三阴之离合也，太阴为开，厥阴为阖，少阴为枢。"

（2）六经开阖枢主病、治法

六经开阖枢失常，则发生疾病。太阳主表，太阳开失常，会使表阳不固、卫外失司、皮肤枯槁，外邪易侵袭而发生急病，根据虚实选择足太阳经腧穴针刺补泻治疗。阳明主里，阳明阖失常，气血不足，不能充养四肢而出现四肢痿软无力，根据虚实选择足阳明经腧穴针刺补泻治疗。少阳主半表半里、气机转输，又少阳主骨、主骨所生病，少阳枢失常，转输失调则骨繇站立不稳，根据虚实选择足少阳经腧穴针刺补泻治疗。脾主运化水谷、水湿，太阴开失常，脾不能运化则滞阻于脾胃而出现脘痞、泄泻，根据虚实选择足太阴经腧穴针刺补泻治疗。肝主疏泄，调畅气机，厥阴阖失常，肝失疏泄，不能调畅情绪则精神抑郁悲伤，根据虚实选择足厥阴经腧穴针刺补泻治疗。足少阴属肾、主二便，少阴枢失常则经气郁结二便不通，根据虚实选择足少阴经腧穴针刺补泻治疗（表4-12）。《灵枢·根结第五》曰："开折则肉节渎而暴病起矣，故暴病者取之太阳，视有余不足。渎者，皮肉宛膲而弱也。阖折则气无所止息而痿疾起矣，故痿疾者，取之阳明，视有余不足。无所止息者，真气稽留，邪气居之也。枢折即骨繇而不安于地，故骨繇者，取之少阳，视有余不足。所谓骨繇者，摇故也。当穷其本也……开折则仓廪无所输膈洞，膈洞者取之太阴，视有余不足。故开折者，气不足而生病也。阖折即气绝而喜悲，悲者，取之厥阴，视有余不足。枢折则脉有所结而不通，不通者，取之少阴，视有余不足。有结者皆取之不足。"可见六经开阖枢偏于足经而略于手经，与伤寒论六经辨证有相似之处。

临床开阖枢针刺，根据症状等判断疾病的虚实，选取阳性腧穴，给予补泻，实证用泻法，虚证用补法。腧穴以足经为主，兼顾手经。除选取本经腧穴外，也可考虑各经脉间气机的转输、经脉间的关系，综合选取。

表 4-12　三阳三阴开阖枢

项目	离合	病证	治疗
太阳	开	肉节渎而暴病起	取之太阳，视有余不足补泻
阳明	阖	气无所止息而痿疾起	取之阳明，视有余不足补泻
少阳	枢	骨繇而不安于地	取之少阳，视有余不足补泻
太阴	开	仓廪无所输膈洞	取之太阴，视有余不足补泻
厥阴	阖	气绝而喜悲	取之厥阴，视有余不足补泻
少阴	枢	脉有所结而不通	取之少阴，视有余不足补泻

13. 运气失常发病的针刺部位

五运六气是中医精华所在，也大量运用针刺腧穴治疗。

（1）气当升不得升针刺属性相同五输穴

气当升不得升，被克，其气被郁，郁气欲发，等到其气当位之时，针刺阴经井荥输经合穴的五行属性与运气当位的属性相同的腧穴，以疏发郁气（表4-13）。如厥阴风木欲升为司天之左间，遇金气过胜，而天柱阻抑之，则木气郁，木之郁气欲发，必须等到木气当位之时，当刺足厥阴之井木穴大敦，以疏发木郁。火欲升为司天之左间，遇水气过胜，而天蓬阻抑之，则火气郁，火之郁气欲发，必须等到火气当位之时，不管君火还是相火，当刺心包络手厥阴之荥火穴劳宫，以疏发火郁。太阴湿土欲升为司天之左间，遇木气过胜，而天冲阻抑之，则土气郁，土气欲发，必须等到土气当位之时，当刺足太阴之输土穴太白，以疏发土郁。阳明燥金欲升为司天之左间，遇火气过胜，而天应阻抑之，则金气郁，金之郁气欲发，必须等到金气当位之时，当刺手太阴之经金穴经渠，以疏发金郁。太阳寒水欲升为司天之左间，遇土气过胜，而天芮阻抑之，则水气郁，水之郁气欲发，必须等到水气当位时，当刺足少阴之合水穴阴谷，以疏发水郁。《素问·刺法论第七十二》曰："木欲升而天柱窒抑之，木欲发郁亦须待时，当刺足厥阴之井。火欲升而天蓬窒抑之，火欲发郁亦须待时，君火相火同刺包络之荥。土欲升而天冲窒抑之，土欲发郁亦须待时，当刺足太阴之俞。金欲升而天英窒抑之，金欲发郁亦须待时，当刺手太阴之经。水欲升而天芮窒抑之，水欲发郁亦须待时，当刺足少阴之合。"

表4-13 气当升不得升针刺五行属性相同的五输穴

气当升不得升	针刺五行属性相同的五输穴
木欲升而天柱窒抑之	木欲发郁亦须待时，当刺足厥阴之井木穴（大敦）
火欲升而天蓬窒抑之	火欲发郁亦须待时，君火相火同刺心包络之荥火穴（劳宫）
土欲升而天冲窒抑之	土欲发郁亦须待时，当刺足太阴之输土穴（太白）
金欲升而天英窒抑之	金欲发郁亦须待时，当刺手太阴之经金穴（经渠）
水欲升而天芮窒抑之	水欲发郁亦须待时，当刺足少阴之合水穴（阴谷）

（2）气有余不退位的针刺腧穴

气欲降为在泉之左间，遇克我之气过胜被阻抑，则欲降不能下，被郁，被郁气散其气可入，当折减其胜气，可以散其郁气，针刺克我的阴经井穴、阳经合穴，表里双取，以泻其过盛（表4-14）。如厥阴风木欲降为在泉之左间，遇金气过胜，地晶被阻抑之，则木欲降而不得入，木被抑则为郁气，待郁气散则木可降而得位，可以折减其胜气，当针刺金手太阴所出井穴少商、手阳明所入合穴曲池。火欲降为在泉之左间，遇水气过胜，而地玄被抑之，则火欲降而不得入，火被抑则为郁气，待郁气散则火气可入，应当折减其胜气，可以散其郁气，当针刺水足少阴所出井穴涌泉、足太阳所入合穴委中。太阴湿土欲降为在泉之左间，遇木气过胜而地苍阻抑之，则土欲降而不能下，土被抑则为郁气，待郁气散则土气可入，应当折减其胜气，可以散其郁气，当刺木足厥阴所出井穴大敦、足少阳所入合穴阳凌泉。阳明燥金欲降为在泉之左间，遇火气过胜而地彤阻抑之，则金欲降而不能下，金被抑则为郁气，待郁气散金气可入，应当折减其胜气，可以散其郁气，应当针刺火手厥阴心包络所出井穴中冲、手少阳所入合穴天井。太阳寒水欲降为在泉之左间，遇土气过胜而地阜阻抑之，则土欲降而不能下，水被抑则为郁气，待郁气散则水气可入，应当折减其胜气，可以散其郁气，应当针刺土足太阴所出井穴隐白、足阳明所入合穴足三里。《素问·刺法论第七十二》曰："木欲降而地晶窒抑之，降而不入，抑之郁发，散而可得位，降而郁发，暴如天间之待时也。降而不下，郁可速矣，降可折其所胜也，当刺手太阴之所出，刺手阳明之所入。火欲降而地玄窒抑之，降而不入，抑之郁发，散而可矣。当折其所胜，可散其郁，当刺足少阴之所出，刺足太阳之所入。土欲降而地苍窒抑之，降而不下，抑之郁发，散而可入，当折其胜，可散其郁，当刺足厥阴之所出，刺足少阳之所入。金欲降而地彤窒抑之，降而不下，抑之郁发，散而可入，当折其胜，可散其郁，当刺心包络所出，刺手少阳所入也。水欲降而地阜窒抑之，降而不下，抑之郁发，散而可入，当折其土，可散其郁，当刺足太阴之所出，刺足阳明之所入。"

表 4-14　气有余不退位针刺腧穴

气有余不退位	针刺克我阴经所出 阳经所入
木欲降而地晶窒抑之，降而不入，抑之郁发，散而可矣。当折其所胜，可散其郁	刺手太阴所出少商、手阳明所入曲池
火欲降而地玄窒抑之，降而不入，抑之郁发，散而可矣。当折其所胜，可散其郁	刺足少阴所出涌泉、足太阳所入委中
土欲降而地苍窒抑之，降而不下，抑之郁发，散而可入，当折其胜，可散其郁	刺足厥阴所出大敦、足少阳所入阳陵泉
金欲降而地肜窒抑之，降而不入，抑之郁发，散而可入，当折其胜，可散其郁	刺心包络所出中冲、手少阳所入天井
水欲降而地阜窒抑之，降而不下，抑之郁发，散而可入，当折其土，可散其郁	刺足太阴所出隐白、足阳明所入足三里

（3）司天不迁正针刺所流荥穴

上年司天之气，继续施布其政令，当年司天之气未能迁于正位则气闭塞不通，刺其经或表里经所流荥穴（表 4-15）。如上年司天的太阳寒水，继续施布其政令，则当年厥阴风木，不能迁居于司天之正位，厥阴不迁正则气郁塞于上，当泻足厥阴脉气所流的荥穴行间。上年司天的厥阴风木，继续施布其政令，则当年少阴君火不能迁居于司天之正位，少阴不迁正则气郁塞于上，当针刺手厥阴心包络脉气所流的荥穴劳宫。上年司天的少阴君火，继续施布其政令，则当年太阴湿土不能迁居于司天之正位，太阴不迁正则气留居于上，当针刺足太阴脉气所流的荥穴大都。上年司天的太阴湿土，继续施布其政令，则当年少阳相火不能迁居于司天之正位，少阳不迁正则气闭塞而不通，当针刺手少阳脉气所流的荥穴液门。上年司天的少阳相火，继续施布其政令，则当年阳明燥金不能迁居于司天之正位，阳明不迁正则气闭塞不通于上，当针刺表里经手太阴脉气所流的荥穴鱼际。上年司天的阳明燥金，继续施布其政令，则当年太阳寒水不能迁居于司天之正位，太阳不迁正则气闭塞不通，当针刺表里经足少阴脉气所流的荥穴然谷。《素问·刺法论第七十二》曰："太阳复布，即厥阴不迁正，不迁正，气塞于止，当泻足厥阴之所流。厥阴复布，少阴不迁正，不迁正即气塞于上，当刺心包络脉之所流。少阴复布，太阴不迁正，不迁正即气留于上，当刺足太阴之所流。太阴复布，少阳不迁正，不迁正则气塞未通，当刺手少阳之所流。少阳复布，则阳明不迁正，不迁正则气未通上，当刺手太阴之所流。阳明复布，太阳迁正，不迁正则复塞其气，当刺足少阴之所流。"

表4-15　司天不迁正刺所流荥穴

司天不迁正	针刺所流荥穴
太阳复布，厥阴不迁正，不迁正气塞于止	泻足厥阴之所流荥穴行间
厥阴复布，少阴不迁正，不迁正气塞于上	刺心包络脉之所流荥穴劳宫
少阴复布，太阴不迁正，不迁正即气留于上	刺足太阴之所流荥穴大都
太阴复布，少阳不迁正，不迁正则气塞未通	刺手少阳之所流荥穴液门
少阳复布，阳明不迁正，不迁正则气未通上	刺手太阴之所流荥穴鱼际
阳明复布，太阳不迁正，不迁正则复塞其气	刺足少阴之所流荥穴然谷

（4）气有余不退位针刺所入合穴

旧的岁气太过有余不退位，其气仍然运行，当刺其经或表里经所入之合穴，以泻其有余（表4-16），如巳年、亥年，司天厥阴风木的气数有余，到了午年、子年，则厥阴风木之气不退位，风气运行于上，木气布化于天，应当针刺足厥阴的所入合穴曲泉。子年、午年，司天少阴君火的气数有余，到了丑年、未年，则少阴君火之气不退位，热气运行于上，火的余气布化于天，应当针刺手厥阴的所入合穴曲泽。丑年、未年，司天太阴湿土的气数有余，到了寅年、申年，太阴湿土之气不退位，湿气运行于上，雨气化布于天，应当针刺足太阴的所入合穴阴陵泉。寅年、申年，司天少阳相火的气数有余，到了卯年、酉年，则少阳相火之气不退位，热气运行于上，燥火气化布于天，应当针刺手少阳的所入合穴天井。卯年、酉年，司天阳明燥金的气数有余，到了辰年、戌年，则阳明燥金之气不退位，金气运行于上，燥气化布于天，应当针刺手太阴的所入合穴尺泽。辰年、戌年，司天太阳寒水的气数有余，到了巳年、亥年，则太阳寒水之气不退位，寒气运行于上，凛冽的水气化布于天，应当针刺足少阴所入合穴阴谷。《素问·刺法论第七十二》曰："巳亥之岁，天数有余，故厥阴不退位也，风行于上，木化布天，当刺足厥阴之所入。子午之岁，天数有余，故少阴不退位也，热行于上，火余化布天，当刺手厥阴之所入。丑未之岁，天数有余，故太阴不退位也，湿行于上，雨化布天，当刺足太阴之所入。寅申之岁，天数有余，故少阳不退位也，热行于上，火化布天，当刺手少阳所入。卯酉之岁，天数有余，故阳明不退位也，金行于上，燥化布天，当刺手太阴之所入。辰戌之岁，天数有余，故太阳不退位也，寒行于上，凛水化布天，当刺足少阴之所入。"

表 4–16　气有余不退位针刺所入合穴

气有余不退位	针刺所入合穴
巳亥之岁，天数有余，故厥阴不退位也，风行于上，木化布天	刺足厥阴所入曲泉
子午之岁，天数有余，故少阴不退位也，热行于上，火余化布天	刺手厥阴所入曲泽
丑未之岁，天数有余，故太阴不退位也，湿行于上，雨化布天	刺足太阴所入阴陵泉
寅申之岁，天数有余，故少阳不退位也，热行于上，火化布天	刺手少阳所入天井
卯酉之岁，天数有余，故阳明不退位也，金行于上，燥化布天	刺手太阴所入尺泽
辰戌之岁，天数有余，故太阳不退位也，寒行于上，凛水化布天	刺足少阴所入阴谷

（5）三虚针刺腧穴

五脏素体虚弱，又遇相应的运气、气候异常，复感受邪气侵袭内脏，成为"三虚"，则刺表里经阳经原穴，再刺本脏背俞穴（表 4–17）。如人体肝气素虚，感受天气之虚邪谓之重虚，使神魂不归藏而游离于上，邪气侵犯则大气厥逆，身体温暖尚可以针刺救治，先刺足少阳脉气所过的原穴丘墟，再刺肝脏的背俞穴肝俞。人体心气素虚，又遇到君火、相火司天不得迁正，失守其位，若脏气复伤，感受外邪，谓之三虚，遇到火不及时，水疫之邪侵犯，使人突然死亡，可以先刺手少阳脉气所过的原穴阳池，再刺心脏的背俞穴心俞。人体脾气素虚，又遇到太阴司天不得迁正，失守其位，若脏气复伤，感受外邪，谓之三虚，遇到土不及时，木疫之邪侵犯，可先刺足阳明脉气所过的原穴冲阳，再刺脾脏的背俞穴脾俞。人体肺气素虚，遇到阳明司天不得迁正，失守其位，若脏气复伤，感受外邪，谓之"三虚"，又遇到金不及时，火疫之邪侵犯，可先刺手阳明脉气所过的原穴合谷，再刺肺脏的背俞穴肺俞。人体肾气素虚，又遇到太阳司天不得迁正，失守其位，若脏气复伤，感受外邪，谓之"三虚"，又遇到水运不及之年，土疫之邪侵犯，伤及正气，神魂像被吸去一样，可先刺足太阳脉气所过的原穴京骨，再刺肾脏的背俞穴肾俞。需要注意"病心虚"，是刺手厥阴表里经手少阳原穴而不是手少阴表里经手太阳经的原穴。《素问·刺法论第七十二》曰："只如厥阴失守，天以虚，人气肝虚，感天重虚。即魂游于上，邪干厥大气，身温犹可刺之，制其足少阳之所过，次刺肝之俞。人病心虚，又遇君相二火司天失守，感而三虚，遇火不及，黑尸鬼犯之，令人暴亡，可刺手少阳之所过，复刺心俞。人脾病，又遇太阴司天失守，感而三虚，又遇土不及，青尸鬼邪犯之于人，令人暴亡，可刺足阳明之所过，复刺脾之俞。人肺病，遇阳明司天失守，感而三虚，又遇金不及，有赤尸鬼干人，令人暴亡，可刺手阳明之所过，复刺肺俞。人肾病，又遇太阳司天失守，感而三虚，又遇水运不及之年，有黄尸鬼干犯人正气，吸人神魂，致暴亡，可刺足太阳之所过，复刺肾俞。"

表 4-17　三虚针刺腧穴

三虚	刺阳经原穴	脏背俞
厥阴失守天以虚，肝虚，感天重虚，魂游于上，邪干厥大气身温	足少阳所过丘墟	肝俞
心虚又遇君相二火司天失守，感而三虚，遇火不及，黑尸鬼犯之	手少阳所过阳池	心俞
脾病又遇太阴司天失守，感而三虚，又遇土不及，青尸鬼邪犯之	足阳明所过冲阳	脾俞
肺病遇阳明司天失守，感而三虚，又遇金不及，有赤尸鬼干人	手阳明所合谷	肺俞
肾病遇太阳司天失守，感而三虚，又遇水运不及，有黄尸鬼犯人吸人神魂	足太阳所过京骨	肾俞

14. 五十九刺

（1）五十九刺

　　五十九刺是针刺热病的五十九穴位，涉及任督脉以及手足三阳、三阴经等。《内经》成书时代，缺衣少食，人寿命较短，外感热病较多，内科杂病较少，药物运用较少，针刺是热病治疗的主渠道，五十九刺是常用穴位，穴位较多，祛除热邪较为迅速，效果较好。《灵枢·热病第二十三》给予了定位："所谓五十九刺者，两手外内侧各三，凡十二痏；五指间各一，凡八痏，足亦如是；头入发一寸傍三分各三，凡六痏；更入发三寸边五，凡十痏；耳前后口下者各一，项中一，凡六痏；巅上一，囟会一，发际一，廉泉一，风池二，天柱二。"即手足、头面穴位等。

（2）热病五十九穴运用

《内经》时代，热病五十九穴较为常用，如热病三日，而气口静、人迎躁为邪由表入里，阳气盛，针刺五十九刺。《灵枢·热病第二十三》曰："热病三日，而气口静、人迎躁者，取之诸阳，五十九刺，以泻其热而出其汗，实其阴以补其不足者。"热伤皮肤、或热病先身涩、烦而热、烦悗、干唇口嗌，镵针五十九刺，以泻热从表而出。《灵枢·热病第二十三》曰："热病先肤痛，窒鼻，充面，取之皮，以第一针，五十九……热病先身涩，烦而热，烦悗，干唇口嗌，取之皮，以第一针，五十九。"热病嗌干多饮，善惊，卧不能起，是热郁肌肉，圆利针五十九刺泻热。《灵枢·热病第二十三》曰："热病嗌干多饮，善惊，卧不能起，取之肤肉，以第六针，五十九；目眦青，索肉于脾，不得索之木，木者，肝也。"

热病身重骨痛，耳聋而好瞑，取之骨，锋针五十九刺点刺泻热。《灵枢·热病第二十三》曰："热病身重骨痛，耳聋而好瞑，取之骨，以第四针，五十九，刺骨；病不食，啮齿，耳青，索骨于肾，不得索之土，土者，脾也。"热病先胸胁痛，手足躁病情严重，用五十九刺。《素问·刺热第三十二》曰："热病先胸胁痛，手足躁，刺足少阳，补足太阴，病甚者为五十九刺。"

温疟汗不出，用热病五十九刺。《素问·刺疟第三十六》曰："温疟汗不出，为五十九刺。"《灵枢·四时气第十九》曰："温疟汗不出，为五十九痏。"

热病五十九刺中手足穴位具有清泻脏腑之热的作用，头面部穴位具有清泻头面之热的作用，多用以经络、脏腑等热病。现在丰衣足食，外感热病较少，且有服用方便的中西药物，五十九刺较少运用，但对机体实热证手足穴位可配合运用，头面有热者手足、头面穴位可配合运用，但要辨证分经，选穴要有针对性，穴位个数有所减少。

（3）五十九刺与热病五十九俞

五十九刺与《素问·水热穴论》篇的"热病五十九俞"是有所差别的五十九个穴位。张介宾注说：热病五十九俞也，前篇《水热穴论》所载者，亦热病五十九俞也，考二篇之异同，则惟百会、囟会、五处、承光、通天、临泣、目窗、正营、承灵、脑空等十八穴相合，其余皆异。然观本篇所言者，多在四肢，盖以写热之本也；水热穴论所言者，多随邪之所在，盖以写热之标也。《素问·水热穴论第六十一》曰："帝曰：夫子言治热病五十九俞，余论其意，未能领别其处，愿闻其处，因闻其处，因闻其意。岐伯曰：头上五行行五者，以越诸阳之热逆也；大杼、膺俞、缺盆、背俞，此八者，以泻胸中之热也；气街、三里、巨虚上下廉，此八者，以泻胃中之热也；云门、髃骨、委中、髓空，此八者，以泻四肢之热也；五脏俞旁五，此十者，以泻五脏之热也。凡此五十九穴者，皆热之左右也。"热病五十九俞位于头部、胸背、四肢处。

15. 水俞五十七穴

（1）水俞五十七穴

水俞五十七穴是针刺治疗水肿病的五十七个穴位，位于腰骶部、腹部、下肢小腿、足内侧，有尻上五行，行五二十五穴，分别是督脉长强、腰俞、命门、悬枢、脊中五穴；足太阳经第一线腰骶部白环俞、中膂俞、膀胱俞、小肠俞、大肠俞五穴，两行十穴；第二线腰骶部秩边、胞肓、志室、肓门、胃仓五穴，两行十穴。腹部二十穴，分别是足少阴经中注、四满、气穴、大赫、横骨五穴，两行十穴；足阳明经外陵、大巨、水道、归来、气冲五穴，两行十穴。踝上各一行六穴，两行十二穴，分别是足少阴经大钟、照海、复溜、交信、筑宾、阴谷六穴。《素问·骨空论第六十》曰："水俞五十七穴者：尻上五行，行五；伏兔上两行，行五；左右各一行，行五；踝上各一行，行六穴。"

（2）水俞五十七穴机理

水热穴论篇进一步解释了五十七穴是阴气聚集、水液所出之处，肾主水，水液运行是在肾的气化作用下进行的，与肾脏等关系密切，腰骶部二十五穴督脉五穴、双侧足太阳膀胱经二十六，内藏肾元阳之处，参与人体气化，具有温肾补阳、温化阴液、化气行水作用，表里之腑膀胱参与水液代谢。腹部足少阴经五穴，具有补肾温阳、调理冲任、气化水液的作用，踝上足少阴经十二穴也有补益肾脏的作用，是水液的气化的主要穴位，腹部足阳明经五穴，脾胃主运化水湿，水湿停滞，当取脾胃之穴运化。当然水液代谢还与肺有关，肺通调水道，参与水液代谢，最主要的是肾。《素问·水热穴论第六十一》曰："肾者，至阴也；至阴者，盛水也……肾者，胃之关也，关门不利，故聚水而从其类也。上下溢于皮肤，故为胕肿。胕肿者，聚水而生病也……帝曰：水俞五十七处者，是何主也？岐伯曰：肾俞五十七穴，积阴之所聚也，水所从出入也。尻上五行行五者，此肾俞。故水病下为胕肿大腹，上为喘呼、不得卧者，标本俱病。故肺为喘呼，肾为水肿，肺为逆不得卧，分为相输，俱受者水气之所留也。伏兔上各二行行五者，此肾之街也，三阴之所交结于脚也。踝上各一行行六者，此肾脉之下行也，名曰太冲。凡五十七穴者，皆脏之阴络，水之所客也。"

选择这些穴位也是利水的常用穴，穴位太多，给予一个范围，临床多选择性运用。

六、表里阴阳经脉盛衰二经腧穴的针刺治疗

表里经针刺，上面已做了介绍，这里的经脉病表里阴阳经盛衰是特殊类型的表里经腧穴针刺，是通过脉诊确定"一盛""二盛""三盛"，选择表里经腧穴量化针刺治疗，这是十二经脉环形流注的治疗，作为重点论述。《灵枢·九针十二原第一》曰："凡将用针，必先诊脉，视气之剧易，乃可以治也。"

1. 脉象诊断

《内经》强调根据脉象强弱、躁动确定所在经脉病变，认为人迎在颈在上，诊断阳经病证，寸口在腕在下，诊断阴经病证。《素问·阴阳别论第七》曰："三阳在头，三阴在手。"并根据有否躁动，确定调手经、足经病证。根据脉的强弱"一盛""二盛""三盛"确定具体经脉病变，人迎脉

大于寸口脉一倍的，是病在足少阳经，大一倍且兼有躁动的，是病在手少阳经。人迎脉大于寸口脉两倍的，是病在足太阳经，大两倍且兼有躁动的，是病在手太阳经。人迎脉大于寸口脉三倍的，是病在足阳明经，大三倍且兼有躁动的，是病在手阳明经。寸口脉大于人迎脉一倍的，是病在足厥阴经，大一倍且兼有躁动的，是病在手厥阴经。寸口脉大于人迎脉两倍的，是病在足少阴经，大两倍且兼有躁动的，是病在手少阴经。寸口脉大于人迎脉三倍的，是病在足太阴经，大三倍且兼有躁动的，是病在手太阴经（表4-18）。《灵枢·终始第九》曰："终始者，经脉为纪，持其脉口、人迎，以知阴阳有余不足，平与不平，天道毕矣……人迎一盛，病在足少阳；一盛而躁，病在手少阳。人迎二盛，病在足太阳；二盛而躁，病在手太阳。人迎三盛，病在足阳明；三盛而躁，病在手阳明……脉口一盛，病在足厥阴；厥阴一盛而躁，在手心主。脉口二盛，病在足少阴；二盛而躁，在手少阴。脉口三盛，病在足太阴；三盛而躁，在手太阴。"

表4-18　人迎寸口诊法

项目	人迎		寸口	
一盛（大于一倍）	足少阳	躁手少阳	足厥阴	躁手厥阴
二盛（大于二倍）	足太阳	躁手太阳	足少阴	躁手少阴
三盛（大于三倍）	足阳明	躁手阳明	足太阴	躁手太阴

（1）人迎寸口脉

人迎脉：即结喉旁两侧颈总动脉搏动最强处，为足阳明胃脉，主要以诊察在外的手足六腑阳经病变，所谓"人迎主外"。正常情况春夏季节人迎脉微大于寸口脉、是阳气旺盛的表现。

寸口脉：又称"脉口"，是手桡骨茎突桡动脉搏动处，为太阴肺脉，主要以诊察在内的手足脏阴经的病变，所谓"寸口主内"。正常情况秋冬季节寸口脉微大于人迎脉、是阴气旺盛的表现。《灵枢·四时气第十九》曰："气口候阴，人迎候阳也。"

（2）人迎寸口脉取法

病人自然仰卧，医者双手分别放在病人同侧人迎、寸口脉上，轻轻触摸，分别找到搏动最强处，体会人迎、寸口脉坚硬、力量大小的程度并比较，不是粗大、细小的比较，确定人迎、寸口脉的"一盛""二盛""三盛"。一侧诊完，再诊断另一侧，即可诊断经脉病变所在，双侧可以相同，也可不同。

（3）人迎寸口脉"盛"的标准

这里的"盛"一是人迎、寸口相对而言，并不一定都强盛，只是上下相对强盛。二是脉坚硬、力量大小的程度，不是脉的粗细。

2. 针刺机理

表里阴阳经直接相交、脏腑相互络属、位居肢体内外相同位置、属于同一五行等，关系密切，决定了相互有治疗作用。《素问·阴阳应象大论第五》曰："故善用针者……以我知彼，以表知里；以观过与不及之理，见微得过，用之不殆。"

（1）表里阴阳经通过手足尖相交

表里阴阳经通过手足尖直接相交，经气相通，相互间有治疗作用，手经交于指尖，如手太阴经于食指尖桡侧交于手阳明经，手少阴经于小指尖交于手太阳经，手厥阴经于环指尖交于手少阳经。足经交于趾尖，如足阳明经于姆趾内侧端交于足太阴经，足太阳经于小趾内侧端交于足少阴经，足少阳经于姆趾外侧端及丛毛交于足厥阴经。

（2）表里阴阳经通过脏腑相交

表里阴阳经脏腑相互络属，阴经属脏络腑，阳经属腑络脏，通过脏腑经气相交、相通，相互间有治疗作用，如手太阴肺经属肺络大肠，手阳明大肠经属大肠络肺，足阳明胃经属胃络脾，足太阴脾经属脾络胃，手少阴心经属心络小肠，手太阳小肠经属小肠络心，足太阳膀胱经属膀胱络肾，足少阴肾经属肾络膀胱，手厥阴心包经属心包络三焦，手少阳三焦经属三焦络心包，足少阳胆经属胆络肝，足厥阴肝经属肝络胆。

（3）表里阴阳经位于肢体内外同样位置

表里阴阳经位于肢体内外同样位置，阴经在内，阳经在外，如手太阴肺经、手阳明大肠经位于上肢内外前缘，手少阴心经、手太阳小肠经位于上肢内外后缘，手厥阴心包经、手少阳三焦经位于上肢内外中线，足太阴脾经、足阳明胃经位于下肢内外前缘，足厥阴肝经、足少阳胆经位于下肢内外中线，足少阴肾经、足太阳膀胱经有些特殊，足少阴肾经位于下肢内侧后缘，足太阳膀胱经位于下肢后侧。肢体内外表里阴阳经一阴一阳、一曲一伸、一收一缩，相互协调配合，相互间有治疗作用。

（4）表里阴阳经五行同一属性

表里阴阳经五行同一属性，具有相同的五行属性，其性相同，相互间具有治疗作用，如手太阴肺经、手阳明大肠经皆属金，具有金的五行属性；手少阴心经、手太阳小肠经皆属火，具有火的五行属性；手厥阴心包经、手少阳三焦经皆属相火，具有相火的五行属性；足太阴脾经、足阳明胃经皆属土，具有土的五行属性；足厥阴肝经、足少阳胆经皆属木，具有木的五行属性；足少阴肾经、足太阳膀胱经皆属水，具有水的五行属性。

（5）表里阴阳经盛衰泻盛补衰

表里阴阳经盛衰如果单泻盛、泻实或单补虚，也有疗效。如果阴阳表里经同时治疗，表里阴阳经腧穴泻盛补衰，则效率更高、速度最快，事半功倍，是最佳治疗方案，也彰显出《内经》高超之处。

3. 针刺部位

（1）表里阴阳经盛衰取穴、补泻

1）阴阳表里两经同时治疗，阴经取一个穴位，阳经取两个穴位（表4-19）。

阴阳表里两经同时取穴是经脉表里病的取穴原则，不能只取盛的经脉，或虚的经脉，阳经盛泻两个阳经穴位，补一个阴经穴位，阴经盛泻一个阴经穴位，补两个阳经穴位，先泻盛经穴位后补虚经穴位。《灵枢·始终第九》曰："人迎一盛，泻足少阳而补足厥阴，二泻一补，日一取之，必切而验之，躁取之上，气和乃止。人迎二盛，泻足太阳，补足少阴，二泻一补，二日一取之，必切而验之，躁取之上，气和乃止。人迎三盛，泻足阳明而补足太阴，二泻一补，日二取之，必切而验之，躁取之上，气和乃止。脉口一盛，泻足厥阴而补足少阳，二补一泻，日一取之，必切而验之，躁而取之上，气和乃止。脉口二盛，泻足少阴而补足太阳，二补一泻，二日一取之，必切而验之，躁取之上，气和乃止。脉口三盛，泻足太阴而补足阳明，二补一泻，日二取之，必切而验之，躁而取之上，气和乃止。"阳经取二个穴位，阴经取一个穴位，是《内经》表里阴阳经盛衰取穴的标配，临床上可有增减，但不能改变阳经穴位多于阴经穴位。

表 4-19　人迎寸口一、二、三盛针刺部位、方法

项目		针刺经脉	针刺部位	次数
人迎	一盛	泻足手少阳 补足手厥阴	泻二阳经穴 补一阴经穴	每日一次
	二盛	泻足手太阳 补足手少阴	泻二阳经穴 补一阴经穴	二日一次
	三盛	泻足手阳明 补足手太阴	泻二阳经穴 补一阴经穴	一日二次
寸口	一盛	泻足手厥阴 补足手少阳	泻一阴经穴 补二阳经穴	每日一次
	二盛	泻足手少阴 补足手太阳	泻一阴经穴 补二阳经穴	二日一次
	三盛	泻足手太阴 补足手阳明	泻一阴经穴 补二阳经穴	一日二次

表里阴阳经盛衰的补泻为什么穴位阳经多于阴经，即阳经取两个穴位，阴经取一个穴位，原因一是阳经在外、位居阳面，感受外邪、外伤概率多，阴经在里、位居阴面，受到保护，感受外邪、外伤概率少。二是阳经循行路线长，运行受阻概率多，阴经循行路线短，运行受阻概率低。

2）针刺频率：根据经脉盛衰决定针刺频率，经脉一盛 1 日 1 次，二盛 2 日 1 次，三盛 1 日 2 次。并且解释了 1 日针刺 2 次的原因。《灵枢·始终第九》："所以日二取之者，太阳主胃，大富于谷气，故可日二取之也。"

3）取穴必切而验之，寻找压痛等阳性点：阳经取二个，阴经取一个，表里阴阳经腧穴那么多，如何选择穴位，应"切而验之"，寻找压痛等阳性点，多为肘膝以下的五输穴。《论述·始终第九》曰："必切而验之。"《灵枢·刺节真邪第七十五》曰："用针者，必先察其经络之实虚，切而循之，按而弹之，视其应动者，乃后取而下之。"

4）量化指标：经脉病脉诊、表里阴阳经取穴的个数、针刺频率等三个方面有严格的量化标准，揭示了经脉病诊治的内部规律性，开创了科学量化的先河，足以说明《内经》治学的严谨，也驳斥了中医是模糊的，没有量化、不科学的说法，彰显了古人的高超智慧。

（2）脉象的盛、虚、紧、代针刺部位、方法

禁服篇比始终篇诊断更为仔细，是其继承和发展，除人迎、寸口脉"盛"外，还检查脉有否"紧""代"，并对其进行针对性治疗，治疗不但有针刺经脉腧穴，还有针刺分肉、血络和艾灸，并配合药物，具体为人迎比寸口脉的脉象盛大一倍，是病在足少阳经，盛大一倍且躁动不匀的，是病在手少阳经。人迎比寸口脉的脉象盛大二倍，是病在足太阳经。盛大二倍且躁动不匀静，是病在手太阳经。人迎比寸口脉的脉象盛大三倍，是病在足阳明经。盛大三倍而躁动不匀静，是病在手阳明经。人迎脉盛大为热，脉虚为寒，脉紧为痛痹，脉代则病时轻时重。人迎脉盛大用泻法，脉虚用补法，脉紧痛痹针刺分肉间的腧穴，脉代病在血络放血，并配合服汤药，脉陷下不起的，用灸法治疗（表4-20）。寸口脉比人迎脉的脉象盛大一倍，病在足厥阴经。盛大一倍且躁动不匀静，病在手厥阴经。寸口脉比人迎脉的脉象盛大二倍，病在足少阴经。盛大二倍且躁动不匀静，是病在手少阴经。寸口脉比人迎脉的脉象盛大三倍，病在足太阴经。盛大三倍而且躁动不匀静，病在手太阴经。寸口脉主阴，盛大为阴气过盛，尤其足太阴盛，可出现胀满、寒盛中焦和饮食不化等证。寸口脉虚弱，是阴气不足而相对阳气偏盛，可出现中焦有热、大便稀烂、少气和尿色变黄等证。脉紧为痛痹，脉代则病时轻时重。寸口脉盛大用泻法，脉虚用补法，脉紧者先施针刺后用灸法，脉代者在血络放血，然后用药物调治。脉陷下不起的只采用灸法。寸口脉下陷，为血凝于脉，脉中有瘀血留着，这是因为血脉中有寒邪，所以当用灸法（表4-21）。《灵枢·禁服第四十八》曰："人迎大一倍于寸口，病在足少阳，一倍而躁，在手少阳；人迎二倍，病在足太阳，二倍而躁，病在手太阳；人迎三倍，病在足阳明，三倍而躁，病在手阳明。盛则为热，虚则为寒，紧则为痛痹，代则乍甚乍间。盛则泻之，虚则补之，紧痛则取之分肉，代则取血络，且饮药，陷下则灸之，不盛不虚，以经取之，名曰经刺……寸口大于人迎一倍，病在足厥阴，一倍而躁，在手心主；寸口二倍，病在足少阴，二倍而躁，在手少阴；寸口三倍，病在足太阴，三倍而躁，在手太阴。盛则胀满、寒中、食不化，虚则热中、出糜、少气、溺色变；紧则痛痹；代则乍痛乍止。盛则泻之，虚则补之，紧则先刺而后灸之，代则取血络而后调之，陷下则徒灸之。陷下者，脉血结于中，中有着血，血寒，故宜灸之，不盛不虚，以经取之。"

表4-20 人迎盛、虚、紧、代等性质、治疗部位方法

项目	性质	治疗部位、方法
盛	热	泻之
虚	寒	补之
紧	痛痹	取之分肉
代	乍甚乍间	取血络，且饮药
陷下	虚	灸之
不盛不虚	虚实不明显	经取之，名曰经刺

表4-21 寸口盛、虚、紧、代等性质、治疗部位、方法

项目	性质	治疗部位、方法
盛	胀满、寒中、食不化	泻之
虚	热中、出糜、少气、溺色变	补之
紧	痛痹	先刺而后灸之
代	乍甚乍间	血络而后调之
陷下	脉血结于中，中有着血，血寒	徒灸之
不盛不虚	虚实不明显	以经取之

4. 经脉盛衰不明显治疗（不盛不虚，以经取之）

表里阴阳经盛衰不明显，或没有盛衰，即"不盛不虚"，取穴就不按上述表里阴阳经同取、阴经一个穴位阳经两个穴位的规范，而是根据症状辨证分经，寻找病变经脉阳性反应穴位针刺，《灵枢·经脉第十》曰："不盛不

虚，以经取之。"如足太阴、厥阴之疟取相应的经脉针刺。《素问·刺疟第三十六》曰："足太阴之疟，令人不乐，好大息，不嗜食，多寒热汗出，病至则善呕，呕已乃衰，即取之……足厥阴之疟，令人腰痛，少腹满，小便不利如癃状，非癃也，数便，意恐惧，气不足，腹中悒悒，刺足厥阴。"

5. 脉象治愈标准

疗效的标准不是以脉的大小、症状是否缓解为标准，而是以脉坚否为标准，治疗实证时，脉象相对是坚硬的，用泻法后脉象虽然大但应该不坚，如果仍然坚硬，症状虽然缓解，也是疾病没去。补益使脉象充实、坚硬，如果补益后脉象相对较大但不坚硬，虽然症状减轻，病也没去，脉搏坚否为治疗是否有效、治愈的标准，在没有理化指标的古代，只靠脉诊就能判断治疗效果是古人伟大创举。《灵枢·始终第九》曰："必切而验之……所谓气至而有效者，泻则益虚，虚者脉大如其故而不坚也，坚如其故者，适虽言故，病未去也。补则益实，实者脉大如其故而益坚也，夫如其故而不坚者，适虽言快，病未去也。故补则实，泻则虚，痛虽不随针，病必衰去。"

七、临床运用

腧穴是针刺部位的主体，腧穴个数多，运用概率最多、最广，古人为了取穴准确、精确、提高疗效，长期的医疗实践，总结出选穴、用穴规律，如本经取穴、表里经取穴、同名经取穴、脏腑辨证取穴、生克经取穴、相邻经取穴、局部取穴等，为后人提供遵循。

1. 本经取穴

辨证归经，选取本经腧穴针刺，是《内经》最主要、常用的选穴、用穴方法，临床运用最多，可以取一个穴位，也可以取二个、多个穴位，以取一至二穴为主，可以取近距离穴位，多循经取远距离穴位，或近距离、远距离相结合，可以取一经穴位，也可以取二经、多经穴位，如邪在脾胃，选择胃经足三里。《灵枢·五邪第二十》曰："邪在脾胃，则病肌肉痛。阳气有余，阴气不足，则热中善饥；阳气不足，阴气有余，则寒中肠鸣、腹痛；

阴阳俱有余，若俱不足，则有寒有热。皆调于三里。"胃心痛、脾心痛、肝心痛、肺心痛选择相应经脉腧穴。《灵枢·厥病第二十四》曰："厥心痛，与背相控，善瘛，如从后触其心，伛偻者，肾心痛也，先取京骨、昆仑，发狂不已，取然谷。厥心痛，腹胀胸满，心尤痛甚，胃心痛也，取之大都、太白。厥心痛，痛如以锥针刺其心，心痛甚者，脾心痛也，取之然谷、太溪。厥心痛，色苍苍如死状，终日不得太息，肝心痛也，取之行间、太冲。厥心痛，卧若徒居，心痛间，动作痛益甚，色不变，肺心痛也，取之鱼际、太渊。"筋癫疾者，身倦挛急大辨为足太阳经病，取足太阳经大杼针刺。《灵枢·癫狂第二十二》曰："筋癫疾者，身倦挛急大，刺项大经之大杼脉。"厥阴脉单独偏盛，针刺厥阴经腧穴。《素问·经脉别论第二十一》曰："一阴至，厥阴之治也，真虚痟心，厥气留薄，发为白汗，调食和药，治在下俞。"泣出、目眩头倾、痿厥心悗、嚏等为足太阳经病，针刺足太阳经天柱、昆仑等。《灵枢·口问第二十八》曰："黄帝曰：人之嚏者，何气使然？岐伯曰：阳气和利，满于心，出于鼻，故为嚏。补足太阳荥、眉本。一曰眉上也……泣出，补天柱经侠颈，侠颈者，头中分也……目眩、头倾，补足外踝下，留之。痿厥、心悗，刺足大指间上二寸，留之，一曰足外踝下，留之。"

病变涉及两经者，也可两经取穴，如肺病除选择肺经腧穴外，还选择肾经腧穴。《灵枢·五乱第三十四》曰："气在于肺者，取之手太阴荥、足少阴输。"张介宾：手太阴之荥，鱼际也，足少阴之输，太溪也，气在肺而取之肾者，以少阴脉贯肾络肺也。

有时取交会腧穴，如飞阳之脉令人腰痛取少阴之前与阴维之会腧穴。《素问·刺腰痛第四十一》曰："飞阳之脉令人腰痛，痛上怫怫然，甚则悲以恐，刺飞阳之脉，在内踝上五寸，少阴之前与阴维之会。"

本经取穴多是上下取穴，上病取下，下病取上的远距离取穴，虽然病位与所取腧穴有一定距离，但通过经络调节，腧穴具有较好的调节作用，有时比局部腧穴疗效更好。《素问·五常政大论第七十》曰："病在上，取之下；病在下，取之上。"《灵枢·终始第九》曰："病在上者下取之；病在下者高取之；病在头者取之足，病在腰者取之腘。"上病取下比较多见，除上述举例外，还有腰痛取下部所属经脉腧穴。《素问·刺腰痛第四十一》曰："飞阳之脉令人腰痛，痛上怫怫然，甚则悲以恐，刺飞阳之脉，在内踝上五寸，少阴之前与阴维之会。昌阳之脉令人腰痛，痛引膺，目䀮䀮然，甚则反折，舌卷不能言，刺内筋为二痏，在内踝上大筋前，太阴后，上踝二寸所。散脉令人腰痛而热，热甚生烦，腰下如有横木居其中，甚则遗溲；刺散脉，在膝前骨肉分间，络外廉束脉，为三痏。肉里之脉令人腰痛，不可以咳，咳则筋缩急，刺肉里之脉为二痏，在太阳之外，少阳绝骨之后。"

有一种刺法叫远道刺，也是一种上病下取，循经选取远距离穴位的选穴针刺方法，主要用腑经腧穴治疗腑病，腑腧一是指六腑的下合穴，六腑居于躯干，而其下合穴皆在下肢膝及以下，腑气直通下合穴，故曰"病在上，取之下"；二是指腑经下部五输穴，凡头面、躯干、脏腑的病证皆可取四肢远距离部位尤其肘膝关节以下的穴位治疗。《灵枢·官针第七》曰："远道刺者，病在上，取之下，刺腑腧也。"

也可下病取上，如百会治疗直肠、子宫脱垂，龈交治疗正中腰痛等，或上下同取。《灵枢·五乱第三十四》曰："气在于头者，取之天柱、大杼；不知，取足太阳荥输。"为什么上病多取下，下病取上较少，与根结、标本、根溜注入、五输穴等有关。

2. 表里经取穴

表里经直接相连，经气相通，表里经取穴是临床常用的取穴法，人迎、寸口脉盛的一盛、二盛、三盛经脉病证全部用表里阴阳经腧穴，除此之外，虽然没有人迎、寸口脉盛的一盛、二盛、三盛经脉病证，还有许多表里经取穴，取穴多较少、较精。《素问·阴阳应象大论第五》曰："故善用针者……以我知彼，以表知里；以观过与不及之理，见微得过，用之不殆。"如肾心痛选择足少阴经、足太阳经表里两经腧穴针刺治疗。《灵枢·厥病第二十四》曰："厥心痛，与背相控，善瘛，如从后触其心，伛偻者，肾心痛也，先取京骨、昆仑，发狂不已，取然谷。"疟脉小实急取足少阴经、足太阳表里经腧穴针刺。《素问·刺疟第三十六》曰："疟脉小实急，灸胫少阴，刺指井。"膝痛如折取足太阳、少阴表里经荥穴。《素问·骨空论第六十》曰："若别，治巨阳、少阴荥。"

有的病情较为复杂，除取表里经腧穴，还配合其他经腧穴，如风逆，暴四肢肿，身漯漯，唏然时寒，饥则烦，饱则善变取手太阴阳明表里经和足少阴经腧穴。《灵枢·癫狂第二十二》曰："风逆，暴四肢肿，身漯漯，唏然时寒，饥则烦，饱则善变，取手太阴表里，足少阴、阳明之经，肉清取荥，骨清取井、经也。"

3. 同名经取穴

同名经取穴是《内经》取穴的精华所在，更能体现中医特色。《素问·阴阳应象大论第五》："故善用针者，从阴引阳，从阳引阴；以右治左，以左治右。"巨刺也体现了同名经取穴。《灵枢·官针第七》曰："巨刺者，左取右，右取左。"同名经取穴有双侧同名经取穴、对侧同名经取穴等，以对侧同名经取穴疗效最好、最常用。

（1）同名经同取

同名经直接相连，经脉有病，同名经受到影响，多有阳性反应，可同名经腧穴同取针刺，如热病汗出选择手足太阴同名经腧穴鱼际、太渊、大都、太白等。《灵枢·热病第二十三》曰："热病而汗且出，及脉顺可汗者，取之鱼际、太渊、大都、太白，泻之则热去，补之则汗出，汗出太甚，取内踝上横脉以止之。"气乱于手臂、足胫取局部血络和手足阳明、少阳相邻同名经荥穴、输穴。《灵枢·五乱第三十四》曰："气在于臂足，取之先去血脉，后取其阳明、少阳之荥输。"此为双侧同名经取穴。

（2）对侧同名经取穴

对侧同名经取穴为《内经》取穴的一个重要原则，因为一是同名经阴阳、气血相同，同气相求。二是对侧同名经运动方向相同，同向相求。三是生物全息理论认为全息胚都是整体的缩影，每一个部位含有全身信息，可调节全身病证。对侧同名经取穴是左右上下取穴，即左右上下对应部位，如左肩对右髋、左上臂对右大腿、左肘对右膝、左前臂对右小腿、左腕对右踝等，反之亦然。虽然是同名经，也分上下阴阳，《素问·阴阳应象大论第五》曰："审其阴阳，以别柔刚，阳病治阴，阴病治阳；定其血气，各守其乡，血实宜决之，气虚宜掣引之。"如手经病变"入顺遍齿者"，取同名经足经大迎针刺治疗，《灵枢·寒热病第二十一》曰："臂阳明有入顺遍齿者，名曰大迎，下齿龋取之。臂恶寒补之，不恶寒泻之。"

现在多取手足同名经对应部位，如肩部病变选取对侧髋部同名经的阳性对应部位，上臂病变选取对侧大腿同名经的阳性对应部位，肘部病变选取对侧膝部同名经的阳性对应部位，前臂病变选取对侧小腿同名经的阳性对应部位，腕部病变选取对侧踝部同名经的阳性对应部位，反之亦可。

4. 生克经取穴

五脏、经脉之间有五行生克乘侮关系，针刺选穴应考虑所属脏腑、经脉间的生克乘侮关系，选取相关脏腑经脉腧穴针刺，如热病治疗所在脏经腧穴效不好，选择克本脏经脉腧穴。《灵枢·热病第二十三》曰："热病先肤痛，窒鼻，充面，取之皮，以第一针，五十九；苛轸鼻，索皮于肺，不得索之火，火者，心也。热病先身涩，倚而热，烦悗，干唇口嗌，取之皮，以第一针，五十九；肤胀口干，寒汗出，索脉于心，不得索之水，水者，肾也。热病嗌干多饮，善惊，卧不能起，取之肤肉，以第六针，五十九；目眦青，索肉于脾，不得索之木，木者，肝也。热病面青，脑痛，手足躁，取之筋间，以第四针，于四逆；筋躄目浸，索筋于肝，不得索之金，金者，肺也。热病数惊，瘛疭而狂，取之脉，以第四针，急泻有余者。癫疾毛发去，索血于心，不得索之水，水者，肾也。热病身重骨痛，耳聋而好瞑，取之骨，以第四针，五十九，刺骨；病不食，啮齿，耳青，索骨于肾，不得索之土，土者，脾也。"

五行木克土，见肝之病，当先实脾，以扶土抑木，如邪在肝则两胁中痛、寒中、恶血在内、行善掣、节时脚肿等取肝经腧穴行间，还取胃经腧穴足三里。《灵枢·五邪第二十》曰："邪在肝，则两胁中痛，寒中，恶血在内，行善掣，节时脚肿。取之行间以引胁下，补三里以温胃中，取血脉以散恶血，取耳间青脉，以去其掣。"胆病除取胆经少阳血络，还取胃经腧穴足三里。《灵枢·四时气第十九》曰："善呕，呕有苦，长太息，心中憺憺，恐人将捕之，邪在胆，逆在胃，胆液泄则口苦，胃气逆则呕苦，故曰呕胆。取三里以下胃气逆，则刺少阳血络以闭胆逆，却调其虚实，以去其邪。"足阳明循行部位病选足少阳经悬颅针刺。《灵枢·寒热病第二十一》曰："足阳明有夹鼻入于面者，名曰悬颅，属口，对入系目本，视有过着取之。损有余，益不足，反者益甚。"

5. 脏腑辨证取穴

脏腑辨证取穴是根据临床症状辨别所在脏腑，选取相应的经脉腧穴针刺，如肝藏血，调节血量，出血病针刺肝经腧穴治疗。《灵枢·厥病第二十四》曰："病注下血，取曲泉。"大杼为骨之会，膝痛骨之病证选取大杼针刺。《素问·骨空论第六十》曰："膝痛不可屈伸，治其背内。"五厥心痛除肾心痛外都辨证归经，选取所在经脉荥穴、输穴治疗。《灵枢·厥病第二十四》曰："厥心痛，腹胀胸满，心尤痛甚，胃心痛也，取之大都、太白。厥心痛，痛如以锥针刺其心，心痛甚者，脾心痛也，取之然谷、太溪。厥心痛，色苍苍如死状，终日不得太息，肝心痛也，取之行间、太冲。厥心痛，卧若徒居，心痛间，动作痛益甚，色不变，肺心痛也，取之鱼际、太渊。"脾胃主运化水湿，着痹为湿邪侵袭所致，取足阳明经足三里针刺。《灵枢·四时气第十九》曰："着痹不去，久寒不已，卒取其三里。"热病而喘，辨证归肺经，选本经手大指间腧穴。《灵枢·热病第二十三》曰："热病七日八日，脉口动，喘而短者，急刺之，汗且自出，浅刺手大指间。"

6. 相邻经取穴

相临经脉，通过络脉、皮部相连，本经病变，有时也可取相邻经脉腧穴针刺，如气乱于心，取相邻手少阴、心主输穴。《灵枢·五乱第三十四》曰："气在于心者，取之手少阴、心主之输。"足太阳循行部位病选手少阳经角孙针刺。《灵枢·寒热病第二十一》曰："足太阳有入頄遍齿者，名曰角孙，上齿龋取之，在鼻与頄前。方病之时，其脉盛，盛则泻之，虚则补之。一曰取之出鼻外。"

7. 局部取穴

局部取穴是选择病变局部腧穴针刺治疗，局部腧穴既包括经穴，也包括奇穴、阿是穴，局部络脉、皮部相通、相连，经脉或交会相通、相连，或相邻，具有局部治疗作用，如胸部腧穴针刺治疗胸部病证，背部腧穴针刺治疗背部病证。《灵枢·终始第九》曰："膺腧中膺，背腧中背。"偶刺法、报刺法都是针刺局部。《灵枢·官针第七》曰："一曰偶刺，偶刺者，以手直心若背，直痛所，一刺前，一刺后，以治心痹，刺此者，旁针之也。二曰报刺，报刺者，刺痛无常处也，上下行者，直内无拔针，以左手随病所按之，乃出针复刺之也。"

8. 特殊穴

大迎为臂阳明（现为足阳明）经穴位，角孙为足太阳（现为手少阳）经穴位，悬颅为足阳明（现为足少阳）经穴位，足太阳有通项入于脑者玉枕（现为督脉）穴位，是古人之误，还是历代变迁之误，有待考证，存疑。《灵枢·寒热病第二十一》曰："臂阳明有入頄遍齿者，名曰大迎，下齿龋取之。臂恶寒补之，不恶寒泻之。足太阳有入頄遍齿者，名曰角孙，上齿龋取之，在鼻与頄前。方病之时，其脉盛，盛则泻之，虚则补之。一曰取之出鼻外。足阳明有夹鼻入于面者，名曰悬颅，属口，对入系目本，视有过着取之。损有余，益不足，反者益甚。足太阳有通项入于脑者，正属目本，名曰眼系，头目苦痛取之，在项中两筋间，入脑乃别。"

八、疏通交接经脉

经脉的瘀滞不通、不畅，临床上辨证归经，选取病变经脉，针刺治疗的多是同一经脉，但经脉之间相互交接、相互联系，经脉交接之处更可出现瘀滞不通，可以选取交接经脉腧穴，疏通交接经脉处瘀滞，以畅通经脉运行。

1. 表里经脉交接疏通

表里经脉直接交接，手表里经脉在手指交接，由手阴经交于手阳经，足表里经脉在足趾交接，由足阳经交于足阴经，表里经脉交接处阻滞，疏通其经脉交接处。如手太阴经于腕后交于手阳明经，疏通手太阴、阳明经，针刺列缺。《灵枢·经脉第十》曰："肺手太阴之脉……其支者，从腕后直出次指内廉，出其端……大肠手阳明之脉，起于大指次指之端，循指上廉。"足阳明经于跗上冲阳交于足太阴经，疏通手足阳明、太阴经，针刺跗上冲阳。《灵枢·经脉第十》曰："胃足阳明之脉……其支者，别跗上，入大指间，出其端……脾足太阴之脉，起于大指之端，循指内侧白肉际。"手少阴经于小指交于手太阳经，疏通手少阴、太阳经，经刺少冲。《灵枢·经脉第十》曰："心手少阴之脉……入掌内后廉，循小指之内出其端……小肠手太阳之脉，起于小指之端，循手外侧上腕。"足太阳经于足小趾交于足少阴经，疏通足太阳、少阴经，针刺足小趾至阴。《灵枢·经脉第十》曰："膀胱足太阳之脉……出外踝之后，循京骨，至小指外侧……肾足少阴之脉，起于小指之下，邪走足心。"手厥阴经于手无名指交于手少阳经，疏通手厥阴、少阳经，经刺手无名指端关冲。《灵枢·经脉第十》曰："心主手厥阴心包络之脉……其支者，别掌中，循小指次指出其端……三焦手少阳之脉，起于小指次指之端，上出两指之间。"足少阳经于跗上足临泣交于足厥阴经，疏通足少阳、厥阴经，针刺跗上足临泣。《灵枢·经脉第十》曰："胆足少阳之脉……其支者，别跗上，入大指之间，循大指歧骨内出其端，还贯爪甲，出三毛……肝足厥阴之脉，起于大指丛毛之际，上循足跗上廉。"

2. 手足同名阳经交接疏通

手足同名阳经于头面部交接，由手经交接于足经，如手阳明经于鼻旁交于足阳明经，疏通手足阳明经，由手经刺向足经（迎香透承泣）。《灵枢·经脉第十》曰："大肠手阳明之脉……其支者，从缺盆上颈贯颊，入下齿中，还出挟口，交人中，左之右，右之左，上挟鼻孔……胃足阳明之脉，起于鼻之交頞中，旁纳太阳之脉，下循鼻外。"手太阳经于目内眦交于足太阳经，疏通手足太阳经，由分别刺听宫、睛明。《灵枢·经脉第十》曰："小肠手太阳之脉……其支者，从缺盆循颈上颊，至目锐眦，却入耳中；其支者，别颊上頔抵鼻，至目内眦，斜络于颧……膀胱足太阳之脉，起于目内眦，上额交巅。"手少阳经于目锐（外）眦交于足少阳经，疏通手足少阳经，由手经刺向足经（丝竹空透瞳子髎）。《灵枢·经脉第十》曰："三焦手少阳之脉……其支者，从耳后入耳中，出走耳前，过客主人前，交颊，至目锐眦……胆足少阳之脉，起于目锐眦，上抵头角。"

3. 手足同名阴经交接疏通

手足阴经于胸部交接，由足经交接于手经，如足厥阴经于胸部交于手太阴经，疏通足厥阴经手太阴经，由足经刺向手经（期门透中府，或分别针刺期门、中府）。《灵枢·经脉第十》曰："肝足厥阴之脉……上贯膈，布胁肋，循喉咙之后，上入颃颡，连目系，上出额，与督脉会于巅；其支者，从目系下颊里，环唇内；其支者，复从肝别贯膈，上注肺……肺手太阴之脉，起于中焦，下络大肠，还循胃口，上膈属肺，从肺系横出腋下，下循臑内。"足太阴经于胸部交于手少阴经，疏通足太阴、手少阴经，由足经刺向手经（大包透极泉，或分别针刺大包、极泉）。《灵枢·经脉第十》曰："脾足太阴之脉……其支者，复从胃别上膈，注心中……心手少阴之脉，起于心中，出属心系，下膈，络小肠；其支者，从心系上挟咽，系目系；其直者，复从心系却上肺，下出腋下。"足少阴经于胸部交于手厥阴经，疏通足少阴、手厥阴经，由足经刺向手经（俞府透天池，或分别针刺俞府、天池）。《灵枢·经脉第十》曰："肾足少阴之脉……其支者，从肺出络心，注胸中……心主手厥阴心包络之脉，起于胸中，出属心包络，下膈，历络三焦；其支者，循胸出胁，下腋三寸，上抵腋。"

九、禁针穴位

《内经》手阳明大肠经五里穴处有动脉，针之出血，出现变病，应禁针，可灸。《灵枢·本输第二》曰："阴尺动脉，在五里，五腧之禁也。"《灵枢·小针解第三》曰："夺阴者死，言取尺之五里，五往者也。"现在也可针刺，只是注意避开动脉。

第五节 络 穴

一、络穴概念

络穴是络脉之气聚结输注渗灌的部位，《灵枢·小针解第三》曰："节之交，三百六十五会者，络脉之渗灌诸节者也。"络穴也是病理性络脉瘀阻之处、接受络脉针刺处。有的络脉病变，虽然"无结"，没有血络显现，但有奇邪等外邪入络，或络脉郁滞的表现，此类病证较多，无法针刺血络，只能针刺络穴。《灵枢·经脉第十》曰："甚血者虽无结，急取之，以泻其邪而出其血，留之发为痹也。"

二、络穴分类

络穴为临床最主要的刺络部位，通过络穴针刺、放血，使络脉得到调节，或使奇邪等外邪、瘀血等随血而出，畅通络脉，调节络脉的功能活动，主治络脉病证，多有较快、较好的疗效，络穴包括十五络穴、三百六十五络穴等。

1.十五络穴

（1）十五络穴部位、循行

十五络穴是人体经脉别出的络脉起始处，是经气与络气交会之所，与一般的络脉、络穴不同。《内经》十五络穴分别为手太阴之别为列缺、手少阴之别为通里、手心主之别为内关、手太阳之别为支正、手阳明之别为偏历、手少阳之别为外关、足太阳之别为飞阳、足少阳之别为光明、足阳明之别为丰隆、足太阴之别为公孙、足少阴之别为大钟、足厥阴之别为蠡沟、任脉之别为尾翳、督脉之别为长强、脾之大络为大包等（表5-1）。《灵枢·经脉第十》曰："手太阴之别，名曰列缺。起于腕上分间，并太阴之经直入掌中，散入于鱼际……手少阴之别，名曰通里。去腕一寸，别而上行，循经入于心中，系舌本，属目系……手心主之别，名曰内关。去腕二寸，出于两筋之间，循经以上，系于心包，络心系……手太阳之别，名曰支正。上腕五寸，内注少阴；其别者，上走肘，络肩髃……手阳明之别，名曰偏历。去腕三寸，别入太阴；其别者，上循臂，乘肩髃，上曲颊偏齿；其别者，入耳合于宗脉……手少阳之别，名曰外关。去腕二寸，外绕臂，注胸中，合心主……足太阳之别，名曰飞扬。去踝七寸，别走少阴……足少阳之别，名曰光明。去踝五寸，别走厥阴，下络足跗……足阳明之别，名曰丰隆。去踝八寸，别走太阴；其别者，循胫骨外廉，上络头项，合诸经之气，下络喉嗌……足太阴之别，名曰公孙。去本节之后一寸，别走阳明；其别者，入络肠胃……足少阴之别，名曰大钟。当踝后绕跟，别走太阳；其别者，并经上走于心包下，外贯腰脊……足厥阴之别，名曰蠡沟。去内踝五寸，别走少阳；其别者，循胫上睾，结于茎……任脉之别，名曰尾翳。下鸠尾，散于腹……督脉之别，名曰长强。挟脊上项，散头上，下当肩胛左右，别走太阳，入贯膂……脾之大络，名曰大包。出渊腋下三寸，布胸胁。"

（2）十五络穴的作用

十五络穴的作用一是络穴可沟通表里两经，故有"一络通两经"之说，不仅能治本经病，也能治相表里经脉的病证。如手太阴肺经的络穴列缺，既能治肺经的咳嗽、喘息，又能治相表里的手阳明大肠经的齿痛、头项疼痛等疾患。二是有统属全身络脉的作用。十五络也称为大络，对一般的络脉如孙络、浮络等起着统率作用。三是络穴主治其络脉虚实的病证，为十五络穴治疗的主体。如手少阴心经别络，实则胸中支满，虚则不能言语，皆可取其络穴通里治疗。四是治疗急性病证，刺络穴出血，有良好的即刻效果。

（3）十五络穴主治病证

十五络穴各有其主治病证。《灵枢》已为后人进行了明确论述，为我们提供了遵循，现在仍指导临床治疗。《灵枢·经脉第十》曰："手太阴之别，名曰列缺……其病实则手锐掌热，虚则欠㰦，小便遗数，取之去腕一寸半，别走阳明也。手少阴之别，名曰通里……其实则支膈，虚则不能言。取之掌后一寸，别走太阳也。手心主之别，名曰内关……实则心痛，虚则为烦心，取之两筋间也。手太阳之别，名曰支正……实则节弛肘废，虚则生肬，小者如指痂疥。取之所别也。手阳明之别，名曰偏历……实则龋、聋，虚则齿寒、痹膈。取之所别也。手少阳之别，名曰外关……病实则肘挛，虚则不收。取之所别也。足太阳之别，名曰飞扬……实则鼽窒，头背痛，虚则鼽衄。取之所别也。足少阳之别，名曰光明……实则厥，虚则痿躄，坐不能起。取之所别也。足阳明之别，名曰丰隆……其病气逆则喉痹瘁喑，实则狂巅，虚则足不收、胫枯。取之所别也。足太阴之别，名曰公孙……厥气上逆则霍乱，实则肠中切痛，虚则鼓胀。取之所别也。足少阴之别，名曰大钟……其病气逆则烦闷，实则闭癃，虚则腰痛。取之所别者也。足厥阴之别，名曰蠡沟……其病气逆则睾肿卒疝，实则挺长，虚则暴痒。取之所别也。任脉之别，名曰尾翳……实则腹皮痛，虚则痒搔。取之所别也。督脉之别，名曰长强……实则脊强，虚则头重，高摇之，挟脊之有过者。取之所别也。脾之大络，名曰大包……实则身尽痛，虚则百节尽皆纵。此脉若罗络之血者，皆取之脾之大络脉也。"如淫泺胫酸，不能久立取足少阳络穴光明。《素问·骨空论第六十》曰："淫泺胫酸，不能久立，治少阳之维，在外上五寸。"

表 5-1　十五络穴、部位、循行、主治病证

项目	络穴	部位循行	病证
手太阴之别	列缺	起于腕上分间，并太阴之经直入掌中，散入于鱼际	实则手锐掌热，虚则欠㰦，小便遗数
手少阴之别	通里	腕一寸半，别而上行，循经入于心中系舌本属目系	实则支膈，虚则不能言
手心主之别	内关	去腕二寸出于两筋之间，循经以上系于心包络心系	实则心痛，虚则为烦心
手太阳之别	支正	上腕五寸、内注少阴，其别者上走肘、络肩髃	实则节弛肘废，虚则生肬小者如指痂疥

项目	络穴	部位循行	病证
手阳明之别	偏历	去腕三寸别入太阴、其别者上循臂乘肩髃，上曲颊偏齿，其别者入耳合于宗脉	实则龋、聋，虚则齿寒、痹隔
手少阳之别	外关	去腕二寸，外绕臂，注胸中，合心主	实则肘挛，虚则不收
足太阳之别	飞扬	去踝七寸，别走少阴	实则鼽窒头背痛，虚则鼽衄
足少阳之别	光明	去踝五寸，别走厥阴，下络足跗	实则厥、虚则痿躄、坐不能起
足阳明之别	丰隆	去踝八寸别走太阴、其别者循胫骨外廉，上络头项合诸经之气，下络喉嗌	气逆则喉痹瘁瘖，实则狂巅，虚则足不收胫枯
足太阴之别	公孙	去本节之后一寸，别走阳明；其别者，入络肠胃	厥气上逆则霍乱，实则肠中切痛，虚则鼓胀
足少阴之别	大钟	当踝后绕跟别走太阳，其别者并经上走于心包，下外贯腰脊	气逆则烦闷，实则闭癃，虚则腰痛
足厥阴之别	蠡沟	去内踝五寸别走少阳，其别者循胫上睾、结于茎	气逆则睾肿卒疝，实则挺长，虚则暴痒
任脉之别	尾翳	下鸠尾，散于腹	实则腹皮痛，虚则痒搔
督脉之别	长强	挟膂上项散头上，下当肩胛左右，别走太阳入贯膂	实则脊强，虚则头重，高摇之
脾之大络	大包	出渊腋下三寸，布胸胁	实则身尽痛，虚则百节尽皆纵

（4）十五络穴治疗

十五络脉可以看到，实证由于气血有余，络脉郁滞，气血充实灌注络脉，则浮现于皮下；虚证由于气血不足，络脉空虚，就会陷下，如果由于人体发育、疾病等原因，看不到络脉异常，就在络穴的附近或上下寻找阳性反应点，阳性反应是取络穴的依据，然后分别直刺、斜刺、放血等治疗，通过治疗阳性反应多消失。《灵枢·经脉第十》曰："凡此十五络者，实则必见，虚则必下，视之不见，求之上下。人经不同，络脉异所别也。"

2. 三百六十五络穴

关于三百六十五络穴，张介宾註："孙络之云穴会，以络与穴为会也，穴深在内，络浅在外，内外为会，故曰穴会，非谓气穴之外别有三百六十五络穴也。"可以理解经穴与络脉内外相接处就是络穴，同一穴位（包括阿是穴），较深处为腧穴，较浅处为络穴（表5-2），刺深为刺经穴，刺浅为刺络穴，故《素问·气穴论第五十八》说络穴也有三百六十五穴会，就是这个道理，可见络穴遍布于人体全身，与腧穴同名。《灵枢·小针解第三》曰："节之交，三百六十五会者，络脉之渗灌诸节者也。"《素问·气穴论第五十八》曰："孙络三百六十五穴会，亦以应一岁，以溢奇邪，以通荣卫，荣卫稽留，卫散荣溢，气竭血著，外为发热，内为少气。疾泻无怠，以通荣卫，见而泻之，无问所会。"三百六十五络穴也可进一步分为手足三阴三阳络穴。

表 5-2 络穴、腧穴区别

项目	络穴	腧穴
归属	络脉	经脉
穴位深浅	浅	深
脉搏改变	无	有
常用部位	腕踝以下	肘膝以下
针具	锋针、毫针	毫针
针刺方法	多点刺	直刺、斜刺、平刺
针刺深浅	浅	较深
出血	多出血	不出血
留针	多不留针	留针
病证	络脉病	经脉病

选择络穴，一般根据症状、体征，辨证分络，选择相应、相关络脉的络穴，一般多选压痛等阳性络穴，也可选择井穴，如奇邪客于臂掌之间、分肉之间、足太阳之络等，选择相应、相关络穴针刺。《素问·缪刺论第六十三》曰："邪客于臂掌之间，不可得屈。刺其踝后，先以指按之痛，乃刺之……凡痹往来，行无常处者，在分肉间痛而刺之……邪客于足太阳之络，令人拘挛背急，引胁而痛。刺之从项始数脊椎侠脊，疾按之应手如痛，刺之旁三痏，立已。"

三、络穴分布

络穴与腧穴同名，全身分布一样，四肢末端较多，但选择运用络穴与腧穴不同，多用腕踝以下，尤其指（趾）端络穴，因为一是络脉为经脉分支，循行、布散于经脉不到之处，是对经脉循行不足的有效、必要补充，四肢末端为络脉、络穴密集之处。二是病理性血络多分布四肢肘膝以下，也可理解为肘膝以下络脉易于郁滞，郁滞处即为取络部位。三是络脉之孙络有通营卫、溢奇邪的作用，四肢末端尤其井穴为营卫交聚、奇邪侵袭密集之处，所以四肢末端取络是络脉病的主要取穴部位。《素问·缪刺论第六十三》曰："夫邪客大络者，左注右，右注左，上下左右，与经相干，而布于四末……邪客于足阳明之络，令人鼽衄，上齿寒，刺足大指次指爪甲上与肉交者，各一痏。左刺右，右刺左。邪客于足少阳之络，令人胁痛不得息，咳而汗出。刺足小指次指爪甲上与肉交者，各一痏，不得息立已，汗出立止，咳者温衣饮食，一日已。左刺右，右刺左，病立已；不已，复刺如法。"

1. 指（趾）关节附近

指（趾）端即井穴，为最常用的络穴，因其部位较浅，刺入较浅，即可调节络脉，具有祛除奇邪、清泻热邪、调节脏腑、疏通络脉等作用。《内经》运用最多。缪刺论篇针刺络穴 32 处，井穴 23 处，约占 72%，现在临床仍广泛运用，是最主要的刺络穴位，治疗多种病证，如《灵枢·顺气一日分为四时》曰："病在脏者，取之井。"《素问·缪刺论第六十三》曰："邪客于手少阳之络，令人喉痹舌卷，口干心烦，臂外廉痛，手不及头，刺手小指次指爪甲上，去端如韭叶，各一痏……邪客于足厥阴之络，令人卒疝暴痛。刺足大指爪甲上，与肉交者，各一痏……邪客于足太阳之络，令人头项肩痛，刺足小指爪甲上，与肉交者，各一痏……邪客于手阳明之络，令人气满胸中，喘息，而支胠，胸中热，刺手大指次指爪甲上，去端如韭叶，各一痏……邪客于手阳明之络，令人耳聋，时不闻音，刺手大指次指爪甲上，去端如韭叶，各一痏，立闻；不已，刺中指爪甲上与肉交者……

邪客于五脏之间，其病也，脉引而痛，时来时止，视其病，缪刺之于手足爪甲上，视其脉，出其血……缪传引上齿，齿唇寒痛，视其手背脉血者去之，足阳明中指爪甲上一痏，手大指次指爪甲上各一痏，立已。左取右，右取左。"

其他病证也多针刺井穴放血，如涌泉与足背同用针刺放血治疗腰脊如解，不欲饮。《灵枢·热病第二十三》曰："男子如蛊，女子如怚，身体腰脊如解，不欲饮食，先取涌泉见血，视跗上盛者，尽见血也。"涌泉、昆仑表里穴配合针刺放血治疗骨痛阴痹。《灵枢·五邪第二十》曰："邪在肾，则病骨痛阴痹。阴痹者，按之而不得，腹胀腰痛，大便难，肩背颈项痛，时眩。取之涌泉、昆仑，视有血者尽取之。"涌泉配合阴陵泉等治疗足太阴、少阴病挟脐急痛，胸胁满。《灵枢·热病第二十三》曰："热病挟脐急痛，胸胁满，取之涌泉与阴陵泉，取以第四针，针嗌里。"气满胸中喘息隐白点刺放血。《灵枢·热病第二十三》曰："气满胸中喘息，取足太阴大指之端，去爪甲如薤叶，寒则留之，热则疾之，气下乃止。"

有些络穴虽然没在指（趾）端，而在指（趾）间，为奇穴络穴，不在三百六十五络穴之列，也是刺络常用部位。《素问·刺疟第三十六》曰："诸疟而脉不见，刺十指间出血，血去必已……先手臂痛者，先刺手少阴、阳明十指间。先足胫酸痛者，先刺足阳明十指间出血。"

2. 踝腕关节附近

踝腕关节附近为络脉汇聚之处，也是易于瘀滞之处，是刺络常用穴位，治疗多种病证，如内踝上治腰痛。《素问·刺腰痛第四十一》曰："足少阴令人腰痛，痛引脊内廉，刺少阴于内踝上二痏，春无见血，出血太多，不可复也。"外踝之下半寸所（申脉）治奇邪入阳跷目痛。《素问·缪刺论第六十三》曰："邪客于足阳跷之脉，令人目痛，从内眦始，刺外踝之下半寸所，各二痏。左刺右，右刺左。如行十里顷而已。"踝后（昆仑）治奇邪入手太阳络脉臂掌之间不可得屈。《素问·缪刺论第六十三》曰："邪客于臂掌之间，不可得屈。刺其踝后，先以指按之痛乃刺之。"然谷治邪客于足少阴之络卒心痛、嗌中肿。《素问·缪刺论第六十三》曰:"邪客于足少阴之络,令人卒心痛,暴胀,胸胁支满,无积者,刺然骨之前出血,如食顷而已;不已,左取右,右取左,病新发者,取五日已……嗌中肿,不能内,唾时不能出唾者,缪刺然骨之前,出血立已。左刺右,右刺左。"绝骨针刺治疗胕髓病。《素问·刺疟第三十六》曰:"骭酸痛甚,按之不可,名曰胕髓病,以镵针针绝骨出血,立已。"

3. 背部络穴

背部络穴偶尔用之,邪侵络脉可针刺背部阳性络穴,如邪客于足太阴之络、足太阳之络,分别针刺其络穴。《素问·缪刺论第六十三》曰:"邪客于足太阴之络,令人腰痛,引少腹控䏚,不可以仰息。刺腰尻之解,两胂之上,是腰俞,以月死生为痏数,以针立已。左刺右,右刺左。邪客于足太阳之络,令人拘挛背急,引胁而痛。刺之从项始数脊椎侠脊,疾按之应手如痛,刺之傍三痏,立已。"

4. 其他部位

有些络穴分布较深,临床运用较少,特殊情况下也可选择深部络穴,尤其疑难病证必须深刺。《素问·缪刺论第六十三》曰:"邪客于足少阳之络,令人留于枢中痛,髀不可举,刺枢中以毫针,寒则久留针,以月死生为数,立已。"

其他部位也有络穴,如暴瘖气鞕取络穴扶突与舌本。《灵枢·寒热病第二十一》曰:"暴瘖气鞕,取扶突与舌本出血。"耳聋刺手阳明络穴商阳,不缓解刺耳前络穴听宫。《素问·缪刺论第六十三》曰:"耳聋,刺手阳明;不已,刺其通脉出耳前者。"

四、临床运用

络脉病证选取络穴,与腧穴有相同之处,也有所差异,有取本络脉络穴、取同名络脉络穴、取表里络脉络穴、取对侧络穴、取多条络脉络穴、取相邻络脉络穴、取前后络穴等,现在仍指导临床治疗。

1. 取本络脉、经筋、分肉络穴

本络脉有病，循经选择本络脉络穴，本络脉络穴为一般络脉、也可为大络、经筋络脉等络穴，是针刺络穴最常见者，临床运用最多，是针刺络穴的主体。

（1）取本络脉络穴

外伤、内生、外感等奇邪侵袭络脉，在大络左右上下流溢，导致络脉瘀阻病证，选择本络脉络穴针刺治疗，由于络脉循行较浅、布于四末，故多浅刺四末络穴，首选对侧，病重者或效果不好者加同侧，是《内经》成书时代最常用选取络穴方法，没有之一，缪刺论篇等列举了大量病证，如奇邪入络所致多种病证。《素问·缪刺论第六十三》曰："邪客于足少阴之络，令人卒心痛，暴胀，胸胁支满无积者，刺然骨之前出血，如食顷而已；不已，左取右，右取左，病新发者，取五日已。邪客于手少阳之络，令人喉痹舌卷，口干心烦，臂外廉痛，手不及头，刺手中指次指爪甲上，去端如韭叶，各一痏。壮者立已，老者有顷已。左取右，右取左，此新病，数日已。邪客于足厥阴之络，令人卒疝暴痛。刺足大指爪甲上，与肉交者，各一痏。男子立已，女子有顷已。左取右，右取左。邪客于足太阳之络，令人头项肩痛。刺足小指爪甲上，与肉交者，各一痏，立已。不已，刺外踝下三痏，左取右，右取左，如食顷已。邪客于手阳明之络，令人气满胸中，喘息，而支胠，胸中热。刺手大指次指爪甲上，去端如韭叶，各一痏，左取右，右取左，如食顷已……邪客于足阳跷之脉，令人目痛，从内眦始，刺外踝之下半寸所，各二痏。左刺右，右刺左。如行十里顷而已……邪客于足阳明之络，令人鼽衄，上齿寒，刺足中指次指爪甲上与肉交者，各一痏。左刺右，右刺左。邪客于足少阳之络，令人胁痛不得息，咳而汗出。刺足小指次指爪甲上与肉交者，各一痏，不得息立已，汗出立止，咳者温衣饮食，一日已。左刺右，右刺左，病立已；不已，复刺如法。邪客于足少阴之络，令人嗌痛，不可内食，无故善怒，气上走贲上。刺足下中央之脉，各三痏，凡六刺，立已。左刺右，右刺左。嗌中肿，不能内唾，时不能出唾者，刺然骨之前，出血立已。左刺右，右刺左……邪客于足太阳之络，令人拘挛背急，引胁而痛。刺之从项始数脊椎侠脊，疾按之应手如痛，刺之傍三痏，立已。邪客于足少阳之络，令人留于枢中痛，髀不可举，刺枢中以毫针，寒则久留针，以月死生为数，立已。"

其他篇也有针刺本络脉络穴，如足少阴络脉瘀阻，刺内踝上络穴。《素问·刺腰痛第四十一》曰："足少阴令人腰痛，痛引脊内廉，刺少阴于内踝上二痏，春无见血，出血太多，不可复也。"喉痹舌卷，口中干，烦心，心痛，臂内廉痛为手少阳病，取手少阳络脉络穴关冲点刺放血。《灵枢·热病第二十三》曰："喉痹舌卷，口中干，烦心，心痛，臂内廉痛，不可及头，取手小指次指爪甲下，去端如韭叶。"

（2）取本经筋络穴

经筋是十二经脉之气"结、聚、散、络"于筋肉、关节的体系，为十二经脉的附属部分，是十二经脉循行部位上分布于筋肉系统者，有联络百骸、维络周身、主司关节运动的作用，络脉也随经筋分布，如邪气侵入足太阴经筋络脉，足太阴的络脉不通，使人腰痛连及少腹，牵引至胁下，不能挺胸呼吸等，针刺经筋中络脉络穴腰俞。《灵枢·经筋第十三》曰："足太阴之筋，起于大指之端内侧……其内者，着于脊。"《素问·缪刺论第六十三》曰："邪客于足太阴之络，令人腰痛，引少腹控眇不可以仰息。刺腰尻之解，两胂之上，是腰俞，以月死生为痏数，发针立已。左刺右，右刺左。"

（3）取分肉络穴

外邪侵袭分肉络脉，或分肉间络脉内生奇邪，左右流溢，痹阻分肉，形成分肉疼痛等病证，针刺分肉中的络脉络穴。《素问·缪刺论第六十三》曰："凡痹往来，行无常处者，在分肉间痛而刺之。"

2. 取同名络脉络穴

同名取络，就是络脉病变，除取本络脉络穴外，还可取与之同名络脉的络穴进行针刺，以增强疗效，是临床常用的取穴法，如齿唇寒痛针刺手足阳明同名络脉络穴，邪客于手足少阴太阴足阳明之络尸厥取手足少阴、太阴同名络脉络穴。《素问·缪刺论第六十三》曰："缪传引上齿，齿唇寒痛，视其手背脉血者去之，足阳明中指爪甲上一痏，手大指次指爪甲上各一痏，立已。左取右，右取左。邪客于手足少阴太阴足阳明之络，此五络皆会于耳中，上络左角，五络俱竭，令人身脉皆动，而形无知也，其状若尸，或曰尸厥。刺其足大指内侧爪甲上，去端如韭叶，后刺足心，后刺足中指爪甲上各一痏，后刺手大指内侧，去端如韭叶，后刺手少阴锐骨之端，各一痏立已。"

癫疾始作、先反僵、脊痛选择手足太阳同名络脉络穴和足阳明、太阴表里络脉络穴，耳聋选手足中指（趾）同名络脉井穴。《灵枢·癫狂第二十二》曰："癫疾始作，先反僵，因而脊痛，候之足太阳、阳明、太阴、手太阳，血变而止。"《灵枢·厥病第二十四》曰："耳鸣，取手中指爪甲上，左取右，右取左，先取手，后取足。"

有的只取同名络脉络穴，反不取本络脉络穴，如手太阳病变，只取足太阳的络穴进行治疗。《素问·缪刺论第六十三》曰："邪客于臂掌之间，不可得屈。刺其踝后，先以指按之痛，乃刺之，以月死生为数，月生一日一痏，二日二痏，十五日十五痏，十六日十四痏。"

3. 取表里络脉络穴

表里取络是一络脉有病，为了增强疗效，除取本络脉络穴外，还选取与其相表里络脉的络穴针刺治疗，或表里络脉都有病，针刺表里络脉络穴，如邪在肾的阴痹，针刺足太阳、足少阴络脉络穴。《灵枢·五邪第二十》曰："邪在肾，则病骨痛、阴痹。阴痹者，按之而不得，腹胀、腰痛，大便难，肩背颈项痛，时眩。取之涌泉、昆仑，视有血者，尽取之。"

癫疾始生、先不乐、头重痛、视举目赤甚选择手阳明、太阴表里络脉络穴和足太阳络脉络穴针刺。《灵枢·癫狂第二十二》曰："癫疾始生，先不乐，头重痛，视举目赤甚，作极已而烦心。候之于颜，取手太阳、阳明、太阴，血变而止。"

十五别络表里经取络。十五别络的功能是加强表里阴阳两经的联系与调节，络穴虽然一个，但皆有联络、调节、平衡人体表里气血的作用，对络脉、络穴的针刺，可调节人体表里经脉等。《灵枢·经脉第十》曰："足太阴之别，名曰公孙。去本节之后一寸，别走阳明；其别者，入络肠胃。厥气上逆则霍乱，实则肠中切痛，虚则鼓胀。取之所别也。"

4. 取表里同名络脉络穴

表里同名络穴是既是表里络脉络穴，又是同名络脉络穴，是选取较多的相关络脉络穴，驱邪较快，有较好的疗效，如狂始生先自悲也、喜忘、苦怒、善恐取手足表里同名太阴、阳明络穴针刺。《灵枢·癫狂第二十二》曰："狂始生，先自悲也，喜忘、苦怒、善恐者，得之忧饥，治之取手太阴、阳明，血变而止，及取足太阴、阳明。"

5. 取多条络脉络穴

邪气较重，或正气虚弱，侵袭多条络脉，多络脉有病，可取多条络脉络穴针刺，如疟而脉不见刺十指间出血，疟先手臂痛针刺手少阴、阳明十指间络穴，疟先足胫酸痛针刺足阳明十趾间络穴，身体小痛刺诸阴之井。《素问·刺疟第三十六》曰："诸疟而脉不见，刺十指间出血，血去必已；先视身之赤如小豆者，尽取之……先手臂痛者，先刺手少阴、阳明十指间。先足胫酸痛者，先刺足阳明十指间出血……身体小痛，刺至阴。诸阴之井，无出血，间日一刺。"

热病体重，肠中热，针刺十趾间和足阳明络穴。《灵枢·热病第二十三》曰："热病体重，肠中热，取之以第四针，于其腧及下诸指间，索气于胃络，得气也。"

邪客于五脏之间和邪客于手足少阴太阴足阳明之络，刺井穴为主的多个络脉络穴。《素问·缪刺论第六十三》曰："邪客于五脏之间，其病也，脉引而痛，时来时止，视其病，缪刺之于手足爪甲上，视其脉，出其血，间日一刺，一刺不已，五刺已……邪客于手足少阴太阴足阳明之络，此五络皆会于耳中，上络左角，五络俱竭，令人身脉皆动，而形无知也，其状若尸，或曰尸厥。刺其足大指内侧爪甲上，去端如韭叶，后刺足心，后刺足中指爪甲上各一痏，后刺手大指内侧，去端如韭叶，后刺手少阴锐骨之端，各一痏立已。"

6. 取对侧络穴

络脉横行，左右络脉直接相连、相通，通过脏腑也相通，奇邪等外邪入络，在大络中左右流溢，左注右，右注左，刺络具有调节人体左右气血、平衡阴阳的作用，所以取对侧络穴治疗病证为络穴取穴的特点，如《素问·缪刺论第六十三》曰："夫邪客大络者，左注右，右注左，上下左右，与经相干，而布于四末，其气无常处，不入于经俞，命曰缪刺……邪客于足厥阴之络，令人卒疝暴痛。刺足大指爪甲上，与肉交者，各一痏。男子立已，女子有顷已。左取右，右取左。"所以《素问·阴阳应象大论第五》曰："故善用针者，从阴引阳，从阳引阴，以左治右，以右治左。"

7. 取相邻络脉络穴

取相邻络脉络穴，经脉理论不好理解，但络脉较好理解，因为一是相邻络脉，皮部、浮络、孙络分散在四末、边界，相邻络脉直接相连、相通，保证了对全身的无缝隙、全覆盖。二是西医神经分布来说，为同一脊髓节段所支配，具有相互调节作用。如邪客于手阳明之络，手阳明络脉循行于耳，针刺络穴商阳如调节不好，加相邻手少阳络穴"中指爪甲上与肉交者"。《素问·缪刺论第六十三》曰："邪客于手阳明之络，令人耳聋，时不闻音，刺手大指次指爪甲上，去端如韭叶，各一痏，立闻；不已，刺中指爪甲上与肉交者，立闻。其不时闻者，不可刺也。耳中生风者，亦刺之如此数。左刺右，右刺左。"

8. 取前后络穴

前后取络就是前后络穴同取，以增强疗效，如疟疾可刺前面的廉泉与足太阳后面背俞络穴等。《素问·刺疟第三十六》曰："十二疟者，其发各不同时，察其病形，以知其何脉之病也。先其发时如食顷而刺之，一刺则衰，二刺则知，三刺则已；不已，刺舌下两脉出血；不已，刺郄中盛经出血，又刺项以下侠脊者，必已。舌下两脉者，廉泉也。"男子如蛊，女子如怚，身体腰脊如解，不欲饮食刺足心涌泉、足背跗上放血，既是前后，也是上下。《灵枢·热病第二十三》曰："男子如蛊，女子如怚，身体腰脊如解，不欲饮食，先取涌泉见血，视跗上盛者，尽见血也。"

9. 取局部络穴

取局部络穴是取病位局部的络穴针刺，以疏通局部络脉，为临床常用且易学的刺法。如头痛头重，刺局部络穴。《素问·刺疟第三十六》曰："先头痛及重者，先刺头上及两额、两眉间出血。"

五、缪刺部位

缪刺是针刺络穴、血络的范本，临床常用的针刺方法，用于奇邪入络所致的络脉病证，揭示了缪刺络穴、血络的特点、运用规律，澄清了缪刺的一些模糊认识，惊叹古人的伟大、高超，为我们现在治病提供遵循，现将缪刺论篇分述如下：

1. 分络分析

辨证分络，辨别病变所在络脉，为取络穴、血络提供依据。

（1）足少阴络病

心痛、暴胀、胸胁支满："邪客于足少阴之络，令人卒心痛，暴胀，胸胁支满无积者，刺然骨之前出血，如食顷而已；不已，左取右，右取左，病新发者，取五日已。"

嗌痛、不可内食、无故善怒、气上走贲上："邪客于足少阴之络，令人嗌痛，不可内食，无故善怒，气上走贲上。刺足下中央之脉，各三痏，凡六刺，立已。左刺右，右刺左。"

嗌中肿："嗌中肿，不能内唾，时不能出唾者，缪刺然骨之前，出血立已。左刺右，右刺左。"

可见单独足少阴络脉 3 条，约占 14%。

（2）足太阳络病

头项肩痛："邪客于足太阳之络，令人头项肩痛。刺足小指爪甲上，与肉交者，各一痏，立已。不已，刺外踝下三痏，左取右，右取左，如食顷已。"

拘挛背急，引胁而痛："邪客于足太阳之络，令人拘挛背急，引胁而痛。刺之从项始数脊椎侠脊，疾按之应手如痛，刺之旁三痏，立已。"

可见单独足太阳络脉2条，约占10%。

（3）足少阳络病

胁痛不得息、咳而汗出："邪客于足少阳之络，令人胁痛不得息，咳而汗出。刺足小指次指爪甲上与肉交者，各一痏，不得息立已，汗出立止，咳者温衣，一日已。左刺右，右刺左，病立已；不已，复刺如法。"

枢中痛、髀不可举："邪客于足少阳之络，令人留于枢中痛，髀不可举，刺枢中以毫针，寒则久留针，以月死生为数，立已。"

可见单独足少阳络脉2条，约占10%。

（4）手阳明络病

气满胸中、喘息而支胠、胸中热："邪客于手阳明之络，令人气满胸中，喘息，而支胠，胸中热。刺手大指次指爪甲上，去端如韭叶，各一痏，左取右，右取左，如食顷已。"

耳聋、时不闻音："邪客于手阳明之络，令人耳聋，时不闻音，刺手大指次指爪甲上，去端如韭叶，各一痏，立闻；不已，刺中指爪甲上与肉交者，立闻。其不时闻者，不可刺也。耳中生风：耳中生风者，亦刺之如此数。左刺右，右刺左。"

耳聋："耳聋，刺手阳明；不已，刺其通脉出耳前者。"

齿龋："齿龋，刺手阳明；不已，刺其脉入齿中，立已。"

可见单独手阳明络脉4条，约占18%。

（5）单个络病

是单独侵袭一条络脉病证。

足太阴之络："邪客于足太阴之络，令人腰痛，引少腹控眇不可以仰息。刺腰尻之解，两胛之上，是腰俞，以月死生为痏数，发针立已。左刺右，右刺左。"

足厥阴之络："邪客于足厥阴之络，令人卒疝暴痛。刺足大指爪甲上，与肉交者，各一痏。男子立已，女子有顷已。左取右，右取左。"

足阳明之络："邪客于足阳明之络，令人鼽衄，上齿寒，刺足大指次指爪甲上与肉交者，各一痏。左刺右，右刺左。"

手少阳之络："邪客于手少阳之络，令人喉痹舌卷，口干心烦，臂外廉痛，手不及头，刺手小指次指爪甲上，去端如韭叶，各一痏。壮者立已，老者有顷已。左取右，右取左，此新病，数日已。"

手太阳之络："邪客于臂掌之间，不可得屈，刺其踝后先以指按之痛，乃刺之。"

足阳跷之脉："邪客于足阳跷之脉，令人目痛，从内眦始，刺外踝之下半寸所，各二痏，左刺右，右刺左，如行十里顷而已。"

（6）多络病

足厥阴、少阴之络："人有所堕坠，恶血留内，腹中满胀，不得前后，先饮利药。此上伤厥阴之脉，下伤少阴之络。刺足内踝之下、然骨之前血脉出血，刺足跗上动脉；不已，刺三毛上各一痏，见血立已，左刺右，右刺左。善悲惊不乐，刺如右方。"

手、足阳明："缪传引上齿，齿唇寒痛，视其手背脉血者去之，足阳明中指爪甲上一痏，手大指次指爪甲上各一痏，立已。左取右，右取左。"

心、肝、脾、肺、肾五脏间络脉："邪客于五脏之间，其病也，脉引而痛，时来时止，视其病，缪刺之于手足爪甲上，视其脉，出其血，间日一刺，一刺不已，五刺已。"

手足少阴太阴足阳明之络："邪客于手足少阴太阴足阳明之络，此五络皆会于耳中，上络左角，五络俱竭，令人身脉皆动，而形无知也，其状若尸，或曰尸厥。刺其足大指内侧爪甲上，去端如韭叶，后刺足心，后刺足中指爪甲上各一痏，后刺手大指内侧，去端如韭叶，后刺手少阴锐骨之端，各一痏立已；不已，以竹管吹其两耳，剃其左角之发，方一寸，燔治，饮以美酒一杯，不能饮者，灌之，立已。"

（7）分肉间络脉

"凡痹往来，行无常处者，在分肉间痛而刺之，以月死生为数，用针者随气盛衰，以为痏数，针过其日数则脱气，不及日数则气不泻。左刺右，右刺左，病已，止；不已，复刺之如法。月生一日一痏，二日二痏，渐多之，十五日十五痏，十六日十四痏，渐少之。"

（8）解析

1）缪刺治疗足少阴与足太阳之络、手太阴与手阳明之络、足太阴与足阳明之络等病证为多。《素问·缪刺论》治病 22 条，单独 17 条，合并 4 条，分肉间 1 条，可见以单独取络脉病为主，约占 77%；合并取络脉病较少，约占 18%。其中足少阴之络病单独 3 条（合并 3 条），足太阳之络病单独 2 条，手阳明之络单独 4 条病（合并 1 条），足少阳之络病单独 2 条，足太阴之络病1 条（合并 2 条），足厥阴之络 1 条病（合并 2 条），足阳明之络病 1 条（合并 2 条），手太阳之络病 1 条，手少阳之络病 1 条，足阳跷之络病 1 条。具体合并为足厥阴、少阴之络合病 1 条，手、足阳明合病 1 条，心、肝、脾、肺、肾五脏之络合病 1 条，手足少阴太阴足阳明之络病 1 条。可见以手阳明之络病最多，4 条，足少阴之络、足太阳之络病各 3 条，足少阳之络病 2 条，足厥阴之络病、手太阳之络病、手太阴之络病、足太阴之络病、足阳明之络病、手少阳之络病、阳跷之络病各 1 条，手太阴之络、手少阴之络最少，只在合并中出现，手厥阴之络没有。单独合并共计足少阴与足太阳之络病 8 条，手太阴与手阳明之络病 7 条，足太阴与足阳明之络病 6 条，足厥阴与足少阳之络病 5 条，手少阴之络病 2 条，手少阳之络病 1 条，以足少阴与足太阳之络最多，手太阴与手阳明之络、足太阴与足阳明之络次之。

2）缪刺治疗足络病证为主。足络病单独 11 条，占 50%；手络病单独 6 条，约占 27%；约足络病 1/2。足络合病 4 条，约占 18%；手络合病 3 条（都与足络重复），约占 14%；手足之络病以足络病为主，约占 68%；这与足经 8.3 丈，比手经 5.1 丈长，循行于头、面、躯干、胸腹、下肢、足等；足络脉远较手络脉分布面积大，数量多，因此多受奇邪侵袭，这也与湿性趋下有关。

3）缪刺治疗阳络病证为主。阳络病单独 12 条，阴络病单独 5 条，不到阳络病的一半。复合阳络病、阴络病皆为 1 条，混合为 2 条，可见缪刺治疗阳络病证为主，约占 2/3。究其原因与奇邪多从外而入，阳络位居体表阳面，奇邪侵袭、外伤等阳经之络首当其冲有关；同时也与阳经 7.8 丈，比阴经 6 丈长，其络脉分布面积大、数量多有关。

2. 缪刺部位分析

缪刺既有血络，也有络穴，通过部位分析，可发现缪刺部位规律性。

（1）血络

然骨之前："邪客于足少阴之络，令人卒心痛，暴胀，胸胁支满无积者，刺然骨之前出血，如食顷而已；不已，左取右，右取左，病新发者，取五日已。"

然骨之前："嗌中肿，不能内唾，时不能出唾者，缪刺然骨之前，出血立已。左刺右，右刺左。"

然骨之前、足跗上动脉："人有所堕坠，恶血留内，腹中满胀，不得前后，先饮利药。此上伤厥阴之脉，下伤少阴之络。刺足内踝之下然骨之前血脉出血，刺足跗上动脉；不已，刺三毛上各一痏，见血立已，左刺右，右刺左。善悲惊不乐，刺如右方。"

然骨之前："嗌中肿，不能内唾，时不能出唾者，缪刺然骨之前，出血立已。左刺右，右刺左。"

脉入齿中："齿龋，刺手阳明；不已，刺其脉入齿中，立已。"

手背脉："缪传引上齿，齿唇寒痛，视其手背脉血者去之。"

视其脉："邪客于五脏之间，其病也，脉引而痛，时来时止，视其病，缪刺之于手足爪甲上，视其脉，出其血，间日一刺，一刺不已，五刺已。"

7条8处血络有5处足踝以下，1处面部、1从手背，1处视其脉出其血，不好定手足，可见以足部血络为主，其次为手部、面部。

（2）络穴

1）井穴：有13条23次11穴。手有关冲、商阳、中指指爪甲上与肉交者、少商，足有至阴、厉兑、足窍阴、大敦、涌泉、足中趾爪甲上、隐白，手足爪甲上。

关冲："邪客于手少阳之络，令人喉痹舌卷，口干心烦，臂外廉痛，手不及头，刺手小指次指爪甲上，去端如韭叶，各一痏。壮者立已，老者有顷已。左取右，右取左，此新病，数日已。"

商阳："邪客于手阳明之络，令人气满胸中，喘息，而支胠，胸中热。刺手大指次指爪甲上，去端如韭叶，各一痏，左取右，右取左，如食顷已。"

商阳、中指指爪甲上与肉交者："邪客于手阳明之络，令人耳聋，时不闻音，刺手大指次指爪甲上，去端如韭叶，各一痏，立闻；不已，刺中指爪甲上与肉交者，立闻。其不时闻者，不可刺也。耳中生风者，亦刺之如此数。左刺右，右刺左。"

商阳："耳聋，刺手阳明；不已，刺其通脉出耳前者。"

商阳："齿龋，刺手阳明；不已，刺其脉入齿中，立已。"

至阴："邪客于足太阳之络，令人头项肩痛。刺足小指爪甲上，与肉交者，各一痏，立已。"

厉兑："邪客于足阳明之络，令人鼽衄，上齿寒，刺足大指次指爪甲上与肉交者，各一痏。左刺右，右刺左。"

足窍阴："邪客于足少阳之络，令人胁痛不得息，咳而汗出。刺足小指次指爪甲上与肉交者，各一痏，不得息立已，汗出立止，咳者温衣，一日已。左刺右，右刺左，病立已；不已，复刺如法。"

涌泉："邪客于足少阴之络，令人嗌痛，不可内食，无故善怒，气上走贲上。刺足下中央之脉，各三痏，凡六刺，立已。左刺右，右刺左。"

大敦："邪客于足厥阴之络，令人卒疝暴痛。刺足大指爪甲上，与肉交者，各一痏。男子立已，女子有顷已。左取右，右取左。"

大敦："人有所堕坠，恶血留内，腹中满胀，不得前后，先饮利药。此上伤厥阴之脉，下伤少阴之络。刺足内踝之下、然骨之前血脉出血，刺足跗上动脉；不已，刺三毛上各一痏，见血立已，左刺右，右刺左。善悲惊不乐，刺如右方。"

足阳明中指爪甲上、商阳："缪传引上齿，齿唇寒痛，视其手背脉血者去之，足阳明中指爪甲上一痏，手大指次指爪甲上各一痏，立已。左取右，右取左。"

隐白、涌泉、足中指爪甲上、少商："邪客于手足少阴太阴足阳明之络，此五络皆会于耳中，上络左角，五络俱竭，令人身脉皆动，而形无知也，其状若尸，或曰尸厥。刺其足大指内侧爪甲上，去端如韭叶，后刺足心，后刺足中指爪甲上各一痏，后刺手大指内侧，去端如韭叶，后刺手少阴锐骨之端，各一痏立已；不已，以竹管吹其两耳，剃其左角之发，方一寸，燔治，饮以美酒一杯，不能饮者，灌之，立已。"

五脏手足爪甲上井穴："邪客于五脏之间，其病也，脉引而痛，时来时止，视其病，缪刺之于手足爪甲上，视其脉，出其血，间日一刺，一刺不已，五刺已。"

2）腕踝部络穴：4条4穴。

金门："邪客于足太阳之络，令人头项肩痛。刺足小指爪甲上，与肉交者，各一痏，立已。不已，刺外踝下三痏，左取右，右取左，如食顷已。"

昆仑："邪客于臂掌之间，不可得屈。刺其踝后，先以指按之痛，乃刺之，以月死生为数，月生一日一痏，二日二痏，十五日十五痏，十六日十四痏。"

申脉："邪客于足阳跷之脉，令人目痛，从内眦始，刺外踝之下半寸所，各二痏。左刺右，右刺左。如行十里顷而已。"

神门（手少阴锐骨之端）："邪客于手足少阴太阴足阳明之络，此五络皆会于耳中，上络左角，五络俱竭，令人身脉皆动，而形无知也，其状若尸，或曰尸厥……后刺手少阴锐骨之端，各一痏立已。"

3）躯干络穴：躯干3穴。

腰俞："邪客于足太阴之络，令人腰痛，引少腹控䏚不可以仰息。刺腰尻之解，两胂之上，是腰俞，以月死生为痏数，发针立已。左刺右，右刺左。"《素问·刺腰痛第四十一》曰："腰痛引少腹控䏚不可以仰，刺腰尻交者，两髁胂上，以月生死为痏数，发针立已，左取右，右取工。"

脊椎侠脊、疾按之应手如痛："邪客于足太阳之络，令人拘挛背急，引胁而痛。刺之从项始数脊椎侠脊，疾按之应手如痛，刺之旁三痏，立已。"

枢中："邪客于足少阳之络，令人留于枢中痛，髀不可举，刺枢中以毫针，寒则久留针，以月死生为数，立已。"

（3）其他部位

其他部位2处。

分肉间痛："凡痹往来，行无常处者，在分肉间痛而刺之，以月死生为数，用针者随气盛衰，以为痏数，针过其日数则脱气，不及日数则气不泻。左刺右，右刺左，病已，止；不已，复刺之如法。月生一日一痏，二日二痏，渐多之，十五日十五痏，十六日十四痏，渐少之。"

面部通脉出耳前者："耳聋，刺手阳明；不已，刺其通脉出耳前者。"

（4）解析

1）缪刺法是单穴疗法。22条中有14条是奇邪侵袭1络，只取1穴，约占64%，有的取2络穴及以上是奇邪侵袭多络或1络侵袭较重，可见缪刺法多是单穴疗法。

2）缪刺针刺络穴为主，血络次之。针刺共40处，针刺络穴32处，占80%，包括刺井穴23处，约占58%，刺通脉出耳前者1处，约占3%，刺腕踝部4处，占10%，躯干3处，约占8%。刺血络8处（腕踝以下7处，耳部 1 处），占 20%。刺分肉间络脉 1 处，约占 3%。可见针刺络穴为主，血络次之，分肉间络脉最少。

为何络穴为主，血络次之，差别这么大？因为血络老年较多，中青年较少，儿童、少年更少，同时血络在多个篇章中进行了论述，如《灵枢·血络论》《灵枢·经脉》《素问·经络论》《素问·皮部论》等，这里不再重复，重点论述眼看不明显的络穴。

3）足络脉络穴、血络为主。足络脉络穴、血络 24 处，占 60%，手络脉络穴、血络 14 处，占 35%，近足络脉 1/2，1 处视其脉出其血，不好定手足，足络脉可能性大，足分肉间 1 处，约占 3%。这与足经 8.3 丈，比手经 5.1 丈长，循行于头、面、躯干、胸腹、下肢、足等，足络脉远较手络脉分布面积大、数量多，奇邪侵袭概率多有关。

4）缪刺以腕踝以下络穴、血络为主。针刺共 40 处，针刺腕踝及以下络穴、血络 34 处，占 85%，腕踝以上 6 处，背、腰、臀、分肉间各 1 处、耳前 2 处，占 15%，可见腕踝以下络穴、血络为缪刺的主要部位。尤其腕踝以下井穴为主，超过半数，所以主要选择腕踝以下络穴、血络，尤其井穴为缪刺的特点，与奇邪致病"而布于四末"相一致，《素问·缪刺论第六十三》曰："夫邪客大络者，左注右，右注左，上下左右，与经相干，而布于四末。"《灵枢·卫气失常第五十九》曰："皮之部，输于四末。"与经脉取肘膝以下五输穴，有所不同。

5）以浅刺为主。针刺共 40 处，针刺井穴 23 处，刺血络 8 处（腕踝以下 7 处、耳部 1 处），三棱针点刺，刺不超过 2mm；刺通脉出耳前者 1 处，刺腕踝部 4 处，针刺不超过 10mm，用 1 寸毫针即可，也是浅刺，共 36 处，占 90%，可见以浅刺为主。

6）少数刺入较深。络脉分布较浅，缪刺络穴、血络，以浅刺为主，此为常态，但也有少数刺入较深，如邪客于足太阴、太阳、少阳之络，刺入背、腰、臀，都刺入较深，《素问·缪刺论第六十三》曰："邪客于足太阴之络，令人腰痛，引少腹控䏚不可以仰息。刺腰尻之解，两胂之上，是腰俞，以月死生为痏数，发针立已。左刺右，右刺左。邪客于足太阳之络，令人拘挛背急，引胁而痛。刺之从项始数脊椎侠脊，疾按之应手如痛，刺之傍三痏，立已。邪客于足少阳之络，令人留于枢中痛，髀不可举，刺枢中以毫针，寒则久留针，以月死生为数，立已。"

凡痹往来，行无常处者虽然刺入不太深，但相对于血络、四末络穴，刺入也较深，《素问·缪刺论第六十三》曰："凡痹往来，行无常处者，在分肉间痛而刺之，以月死生为数，用针者随气盛衰，以为痏数，针过其日数则脱气，不及日数则气不泻。左刺右，右刺左，病已，止；不已，复刺之如法。月生一日一痏，二日二痏，渐多之，十五日十五痏，十六日十四痏，渐少之。"

少数刺入较深络穴共4处，占10%，虽然比例不大，但临床肢体疼痛运用较为广泛，选择对侧横行或上下交叉斜行深部络穴、阳性反应点针刺，是治疗疼痛性病证常用高效方法。

7）治疗以两侧为主。22病针刺络穴、血络、穴组（络穴、血络配合在一起），有13次有"各"，即两侧针刺，约占56%；针刺双侧同时强调针刺对侧，突出缪刺的特点，虽然双侧治疗，仍为缪刺，显然是先取对侧，再取同侧，可见缪刺虽然是取对侧针刺的治疗方法，多数出现了双侧针刺，其原因是：①内脏、躯干、五官等病证，不分左右侧，或左右不明显。②有些病证，难辨别是否奇邪为病，尤其是没有血络等阳性表现者，可作对侧缪刺实验性治疗。③奇邪左右流溢，双侧治疗，双侧排除奇邪，更利于奇邪外排，利于提高疗效。实践证明缪刺双侧都有疗效，但以对侧为主。

8）配穴是指本络脉选取一个络穴，不缓解或不愈，再选取本络或其他络脉络穴，不是指奇邪侵袭多条络脉，多条络脉的络穴同取。缪刺论篇5个配穴中，本经申脉1个。《素问·缪刺论第六十三》曰："邪客于足太阳之络，令人头项肩痛。刺足小指爪甲上，与肉交者，各一痏，立已。不已，刺外踝下三痏，左取右，右取左，如食顷已。"异络脉足跗上动脉、中指爪甲上与肉交者、通脉出耳前、脉入齿中 4 个。《素问·缪刺论第六十三》曰："人有所堕坠，恶血留内，腹中满胀，不得前后，先饮利药。此上伤厥阴之脉，下伤少阴之络。刺足内踝之下、然骨之前血脉出血，刺足跗上动脉；不已，刺三毛上各一痏，见血立已，左刺右，右刺左……邪客于手阳明之络，令人耳聋，时不闻音，刺手大指次指爪甲上，去端如韭叶，各一痏，立闻；不已，刺中指爪甲上与肉交者，立闻。耳聋，刺手阳明；不已，刺其通脉出耳前者。齿龋，刺手阳明；不已，刺其脉入齿中，立已。"

奇邪主要在本络脉流溢，但奇邪侵袭较重，也有流溢其他络脉，或奇邪可侵袭多条络脉，或传至有关络脉，可取多络穴、血络，说明奇邪致病的复杂多样性。

3. 针刺痏数

针刺痏数决定了驱除奇邪、疏通络脉的速度，与奇邪侵袭程度、病情轻重有关，也与患者体质、天地自然环境等有关。

（1）没有痏数

"邪客于足少阴之络，令人卒心痛，暴胀，胸胁支满无积者，刺然骨之前出血，如食顷而已；不已，左取右，右取左，病新发者，取五日已。"

"嗌中肿，不能内，唾时不能出唾者，刺然骨之前，出血立已。左刺右，右刺左。"

"耳聋，刺手阳明；不已，刺其通脉出耳前者。

齿龋，刺手阳明；不已，刺其脉人齿中，立已。"

"邪客于五脏之间，其病也，脉引而痛，时来时止，视其病，缪刺之于手足爪甲上，视其脉，出其血，间日一刺，一刺不已，五刺已。"

（2）各一痏

"邪客于手少阳之络，令人喉痹舌卷，口干心烦，臂外廉痛，手不及头，刺手小指次指爪甲上，去端如韭叶，各一痏。壮者立已，老者有顷已。左取右，右取左，此新病，数日已。"

"邪客于足厥阴之络，令人卒疝暴痛。刺足大指爪甲上，与肉交者，各一痏。男子立已，女子有顷已。左取右，右取左。"

"邪客于手阳明之络，令人气满胸中，喘息，而支胠，胸中热。刺手大指次指爪甲上，去端如韭叶，各一痏，左取右，右取左，如食顷已。"

"人有所堕坠，恶血留内，腹中满胀，不得前后，先饮利药。此上伤厥阴之脉，下伤少阴之络。刺足内踝之下、然骨之前血脉出血，刺足跗上动脉；不已，刺三毛上各一痏，见血立已，左刺右，右刺左。善悲惊不乐，刺如右方。"

"邪客于手阳明之络，令人耳聋，时不闻音，刺手大指次指爪甲上，去端如韭叶，各一痏，立闻；不已，刺中指爪甲上与肉交者，立闻。其不时闻者，不可刺也。耳中生风者，亦刺之如此数。左刺右，右刺左。"

"邪客于足阳明之络，令人鼽衄，上齿寒，刺足中指次指爪甲上与肉交者，各一痏。左刺右，右刺左。"

"邪客于足少阳之络，令人胁痛不得息，咳而汗出。刺足小指次指爪甲上与肉交者，各一痏，不得息立已，汗出立止，咳者温衣，一日已。左刺右，右刺左，病立已；不已，复刺如法。"

"缪传引上齿，齿唇寒痛，视其手背脉血者去之，足阳明中指爪甲上一痏，手大指次指爪甲上各一痏，立已。左取右，右取左。"

"邪客于手足少阴太阴足阳明之络，此五络皆会于耳中，上络左角，五络俱竭，令人身脉皆动，而形无知也，其状若尸，或曰尸厥。刺其足大指内侧爪甲上，去端如韭叶，后刺足心，后刺足中指爪甲上各一痏，后刺手大指内侧，去端如韭叶，后刺手少阴锐骨之端，各一痏立已；不已，以竹管吹其两耳，剃其左角之发，方一寸，燔治，饮以美酒一杯，不能饮者，灌之，立已。"

（3）二痏

"邪客于足阳蹻之脉，令人目痛，从内眦始，刺外踝之下半寸所，各二痏。左刺右，右刺左。如行十里顷而已。"

（4）三痏

"邪客于足太阳之络，令人头项肩痛。刺足小指爪甲上，与肉交者，各一痏，立已。不已，刺外踝下三痏，左取右，右取左，如食顷已。"

"邪客于足少阴之络，令人嗌痛，不可内食，无故善怒，气上走贲上。刺足下中央之脉，各三痏，凡六刺，立已。左刺右，右刺左。"

"邪客于足太阳之络，令人拘挛背急，引胁而痛。刺之从项始数脊椎侠脊，疾按之应手如痛，刺之傍三痏，立已。"

（5）以月死生为痏数

"邪客于臂掌之间，不可得屈。刺其踝后，先以指按之痛，乃刺之，以月死生为数，月生一日一痏，二日二痏，十五日十五痏，十六日十四痏。"

"凡痹往来，行无常处者，在分肉间痛而刺之，以月死生为数，用针者随气盛衰，以为痏数，针过其日数则脱气，不及日数则气不泻。左刺右，右刺左，病已，止；不已，复刺之如法。月生一日一痏，二是二痏，渐多之，十五日十五痏，十六日十四痏，渐少之。"

"邪客于足太阴之络，令人腰痛，引少腹控𦙾不可以仰息。刺腰尻之解，两胂之上，是腰俞，以月死生为痏数，以针立已。左刺右，右刺左。"

"邪客于足少阳之络，令人留于枢中痛，髀不可举，刺枢中以毫针，寒则久留针，以月死生为数，立已。"

（6）解析

22条中各一痏9条，约占41%；二痏1条，约占5%；三痏3条，约占14%；以月死生为痏数4条，约占18%；没有痏数5条，可能也是一痏，约占23%。

1）以一刺为主：一痏（刺）占到总数的41%，近半数，没有痏数的有5条可能是一痏，可见以1穴1刺为主，是主要的缪刺选穴、针刺方法，此为常态，可见缪刺法针刺较少、较轻。

2）多刺为缪刺的特点：三痏和以月死生为痏数共7条，约占32%，尤其以月死生为痏数在圆月之时15刺，一个部位的旺盛多刺利于奇邪、瘀血外排和络脉的疏通，增强疗效，是缪刺的特点。针刺痏数的量化，足以说明《内经》治学的严谨，也驳斥了中医模糊、没有量化、不科学的言论。当然现在不必拘泥以上刺数，因为针刺的效应不单与刺数有关，还与针具的粗细有关。

3）多刺法多位居软组织丰厚处：7条多刺法中，有2条位居踝后、踝下，1条位居足心，1条位居痛痹分间，其余3条位居躯干，7条中有4条针刺软组织丰厚处，可见多刺多位居软组织丰厚处。

4）缪刺强调天人相应的整体观念：缪刺以月死生为痏数4条，是根据月亮的圆缺程度决定针刺多少，是天人相应最充分的体现，强调针刺顺应自然的整体观。

第六节　皮肉筋骨四体部位

《内经》针刺经脉、络脉、经筋、腧穴、络穴等，属脉的范畴，除脉之外，五体有病，还对皮、肉、筋、骨等阳性反应部位进行针刺。《灵枢·小针解第三》曰："皮肉筋脉各有所处者，言经络各有所主也。"《素问·阴阳应象大论第五》曰："故善治者治皮毛，其次治肌肤，其次治筋脉，其次治六腑，其次治五脏。"实际针刺经脉、络脉、经筋、腧穴、络穴属于刺脉，其针刺的组织结构，也含有皮、肉、筋、骨等，针刺皮、肉、筋、骨也含有经络及分支，其针刺部位与腧穴、络穴多有重叠，所以很难截然分开，只是站的角度不同。皮肉筋骨之间，尤其筋肉也很难分开，如散脉令人腰痛而热，热甚生烦，腰下如有横木居其中，甚则遗溲，刺散脉，在膝前骨肉分间，络外廉束脉针刺。《素问·刺腰痛第四十一》曰："散脉令人腰痛而热，热甚生烦，腰下如有横木居其中，甚则遗溲；刺散脉，在膝前骨肉分间，络外廉束脉，为三痏。"当然也有一些鉴别五体的方法，如通过屈伸筋骨鉴别，屈而不伸者其病在筋，伸而不屈者其病在骨，然后针刺。《灵枢·终始第九》曰："手屈而不伸者，其病在筋；伸而不屈者，其病在骨。在骨守骨，在筋守筋。"

一、刺皮

刺皮是通过针刺皮肤，作用于皮部，调节皮肤、经络、脏腑功能的针刺方法，为第一刺法。《素问·针解第五十四》曰："一针皮。"

1. 刺皮机理

皮肤为人体最外层，与脏腑、经络有密切联系，有护卫机体、抵御外邪、调节津液、体温、物质交流、内外交融、反应病候、协助诊断等功能，针刺皮肤，能祛除皮邪、祛除热邪、清热泻火、疏通皮气、经气、经络、调节脏腑、通调五痹等。《灵枢·九针十二原第一》曰："镵针者，头大末锐，去泻阳气。"

2. 刺皮部位

皮肤、腧穴区色泽等阳性改变处，如发红、变暗、粗糙、丘疹、压痛、麻木等阳性反应，针刺皮肤要寻找阳性反应，没有阳性反应，一般不取。《灵枢·官针第七》曰："病在皮肤无常处者，取以镵针于病所，肤白勿取。"

3. 针具

镵针、毫针。

4. 刺法

（1）毛刺

毛即皮毛，毛刺为九刺法之一，是一种浅刺皮肤的方法，强调的是针刺浮浅、针刺组织结构是皮肤，因其邪居于皮毛浅表，故可浅刺治疗。《灵枢·官针第七》曰："毛刺者，刺浮痹皮肤也。"毛刺一是毫针快速平刺皮肤，延伸 0.5～1 寸，可多方向针刺，不留针，也可留针 30min，1 日 1 次。二是镵针顺经脉快速点刺皮肤数十、数百不等，不入皮，不出血，不留针，当时只有多个白点，过后可以点状发红，1 日 1 次。现在的皮内针、梅花针也是毛刺。

（2）半刺

半刺为五刺之一，强调的是针刺深度。《说文解字》曰："半，物中分也。"半刺是浅刺，进行到一半即停止，因其刺入较浅，不是全刺，所以称半刺，不损伤肌肉，好像拔去毫毛一样，疏通皮气，为针刺皮肤最常用的刺法之一。《灵枢·官针第七》曰："半刺者，浅内而疾发针，无针伤肉，如拔毛状，以取皮气，此肺之应也。"半刺多选背部腧穴等部位，镵针浅刺于皮肤，中皮内即止，不深刺皮下，针尖随即向前向外用力挑出，挑断白色纤维，出针快，不留针，如拔毫毛状，刺几下即可，也可多刺，挑尽局部皮肤纤维，可不出血，也可出血，5～7 日 1 次，现在的挑刺也是半刺。

5. 刺皮病证

（1）**皮痹**：皮肤麻木不仁或疼痛等。《灵枢·官针第七》曰："七曰毛刺，毛刺者，刺浮痹皮肤也。"

（2）**经络病证**：机体各部经络之疼痛、麻木等。

（3）**脏腑病证**：脏腑功能失调等。

（4）**热病**：经脉、脏腑郁热。《灵枢·热病第二十三》曰："热病先肤痛，窒鼻充面，取之皮，以第一针，五十九刺，苛轸鼻，索皮于肺病……热病先身涩，倚而热，烦悗，干唇口嗌，取之皮，以第一针，五十九刺；肤胀口干，寒汗出，索脉于心。"

二、刺肉

刺肉是运用圆针等针具，通过针刺分肉，调节肌肉、经络、脏腑功能的针刺方法。为第二刺法。《素问·针解第五十四》曰："二针肉。"

1. 刺肉机理

肉为体壁的重要组成部分。《灵枢·经脉第十》曰："肉为墙。"肉与脏腑、经络、皮筋等相连，有着密切联系，筋肉相连为一体，脉行分肉之间。《灵枢·经脉第十》曰："经脉十二者，伏行分肉之间。"肉有保持体形、护卫内脏、产生动力、维持人体生物力平衡的功能，针刺分肉能疏通肉气、经气、调节脏腑、平衡力量、通调五痹等。

刺肉与其他五体不同的是多不直接刺在肌肉丰厚处，因肌肉丰厚处血运丰富，易于出血，而是刺在肌肉之间，也称分肉、分间，并且要求刺分肉不能伤肌肉。《素问·调经论第六十二》曰："病在肉，调之分肉。"《灵枢·九针十二原第一》曰："圆针者，针如卵形，揩摩分间，不得伤肌肉，以泻分气。"

刺肉在肌肉之间针刺，对两条以上肌肉都有调节作用，提高了刺肉的效率。《灵枢·热病第二十三》曰："偏枯，身偏不用而痛，言不变，志不乱，病在分腠之间，巨针取之，益其不足，损其有余，乃可复也。"《素问·调经论第六十二》曰："帝曰：刺微奈何？岐伯曰：取分肉间，无中其经，无伤其络，卫气得复，邪气乃索。"

2. 刺肉部位

肌肉之间（分间、分肉），选择肌肉之间压痛、酸痛等阳性反应之处，一般不刺肌肉丰厚处。《素问·缪刺论第六十三》曰："凡痹往来，行无常处者，在分肉间痛而刺之。"《灵枢·杂病第二十六》曰："弹，因其所在，补分肉间。"

3. 针具

圆针、毫针、圆利针。

4. 刺法

（1）分刺

分刺是专门针刺肉的刺法，刺的部位是分肉之间。《灵枢·官针第七》曰："分刺者，刺分肉之间也。"锋针开皮，圆针刺入，畏针者，可给局麻药，圆针没有尖，在肌肉之间穿行，对肌肉没有损伤，不会出血，可一点多方向、多角度针刺，在肌肉之间经气聚结处穿行，疏通肌肉间瘀滞，圆针不留针，7日1次。

肌肉较薄处毫针直刺、斜刺，可一点多方向针刺，也可多点多方向针刺，可留针，也可不留针。由于毫针较细，可在肌肉之间穿行，对肌肉没有损伤，或损伤较小，1日1次。

（2）合谷刺

合谷刺也是专门针刺肌肉的刺法，根据症状选择阳性反应的分间处，常规消毒，锋针开皮后，圆针刺入，多为直刺，到达需要的深度，退至浅层又依次再向上、向下或两旁斜刺，形如鸡爪的分叉，在不损伤或少损伤皮肤的情况下加强对肌肉间的刺激量，提高针刺效果。《灵枢·官针第七》曰："合谷刺者，左右鸡足，针于分肉之间，以取肌痹，此脾之应也。"7日1次。

圆利针不用锋针开皮，直接用力旋转刺入，到达需要的深度，退至浅层又依次再向上下或两旁斜刺，7日1次，起针后压迫，以防出血。

5. 刺肉病证

（1）肌痹

刺肉主要治疗肌肉疾患，如肌肉痹痛、痉挛等。《素问·长刺节论第五十五》曰："病在肌肤，肌肤尽痛，名曰肌痹，伤于寒湿，刺大分、小分，多发针而深之，以热为故，无伤筋骨，伤筋骨，痈发若变，诸分尽热，病已止。"《素问·刺腰痛第四十一》曰："散脉令人腰痛而热，热甚生烦，腰下如有横木居其中，甚则遗溲；刺散脉，在膝前骨肉分间，络外廉束脉，为三痏。肉里之脉令人腰痛，不可以咳，咳则筋缩急，刺肉里之脉为二痏，在太阳之外，少阳绝骨之后。"《素问·缪刺论第六十三》曰："凡痹往来，行无常处者，在分肉间痛而刺之，以月死生为数，用针者随气盛衰，以为痏数，针过其日数则脱气，不及日数则气不泻。"

（2）较重经络、脏腑病证

经络、脏腑病证较重者，需要较强刺激，可用针刺分肉。《灵枢·口问第二十八》曰："黄帝曰：人之嚲者，何气使然？岐伯曰：胃不实则诸脉虚，诸脉虚则筋脉懈惰，筋脉懈惰则行阴用力，气不能复，故为嚲。因其所在，补分肉间。"

（3）筋痹等

分间多为筋性组织，或与筋相连，刺肉对筋病也有调节作用等，用以治疗筋痹等。《素问·长刺节论第五十五》曰："病在筋，筋挛节痛，不可以行，名曰筋痹。刺筋上为故，刺分肉间，不可中骨也。"

三、刺筋

刺筋是运用圆利针、毫针、大针等针具，针刺筋，疏通筋气，调节筋、经络、脏腑的针刺方法，为第四种刺法。《素问·针解第五十四》曰："四针筋。"

1. 刺筋机理

筋指肌腱、韧带、筋膜、关节囊等，是联结肌腱、关节、骨的一种坚韧刚劲组织。《灵枢·经脉第十》曰："筋为刚。"筋与经络、脏腑有密切联系，有筋束骨、构成形体、利机关、保证活动、筋为刚、护卫脏器、调机体、平衡运动、筋急结、反映病情等功能，针刺筋，能温筋散寒、舒筋通痹、调筋柔筋、刺筋调力、恢复平衡、调节筋、经脉、脏腑、五体等作用。《素问·调经论第六十二》曰："病在筋，调之筋。"

2. 刺筋部位

筋阳性反应点，多位于关节及附近肌肉、肌腱、韧带、筋膜等附着点。《灵枢·终始第九》曰："在筋守筋。"《素问·长刺节论第五十五》曰："病在筋，筋挛节痛，不可以行，名曰筋痹。刺筋上为故。"《灵枢·卫气失常第五十九》曰："筋部无阴无阳，无左无右，候病所在。"《灵枢·四时气第十九》曰："转筋于阳治其阳，转筋于阴治其阴，皆卒刺之。"

3. 针具

圆利针、毫针、大针。

4. 刺法

（1）恢刺

圆利针直刺、斜刺，快速旋转用力刺入筋结处，畏针者给予局麻药，同时多方向运针，"举之前后"，出针，不留针，多个筋结点依次针刺，使筋拘急松弛，功能得到恢复，《灵枢·官针第七》曰："三曰恢刺，恢刺者，直刺傍之，举之前后，恢筋急，以治筋痹也。"7日1次。

症状较轻或筋结较小者如面部筋结毫针在筋结处直刺、斜刺进针，同时多方向提插捻转，多点依次针刺，多留针，也可不留针，1日1次。

（2）关刺

关节及附近筋阳性反应点，局部消毒后，圆利针快速旋转用力刺入，畏针者给予局麻药，到达需要的深度，退至皮下，再往左右、上下倾斜后刺入筋2～3下，针刺快进快出，不留针，出针棉签按压，防止出血，圆利针"大如氂，且员且锐"，刺筋不易损伤血管，达到"慎无出血"的目的，7日1次。《灵枢·官针第七》曰："三曰关刺，关刺者，直刺左右尽筋上，以取筋痹，慎无出血，此肝之应也。"

关节较大者，筋较深，尤其深部关节积液，也可大针针刺，锋针开皮，大针刺入，疏通关节囊壁，由于大针"其锋微员"，对筋没有损伤，7 日 1 次。

（3）焠刺

焠刺与燔针劫刺相同，为经筋的专用刺法。火针、1 寸毫针烧红后快速刺入穴位，快速拔出，干棉球快速按压针眼，可连续刺入 2 ～ 3 下，再烧红刺入，要垂直用力，不留针，1 ～ 2 日 1 次。或毫针烧热（适当加热，不烧红）后刺入穴位，或毫针刺入穴位后针柄加艾燃烧加热，使热传入穴位、体内，以散寒温筋，留针，1 日 1 次。《灵枢·官针第七》曰："焠刺者，刺燔针则取痹也。"也可用较粗针具于筋结、腧穴等部位反复提插产热，以疏通筋结、筋气、经气，缓解、松解拘急经筋，同样可以起到"燔针劫刺"祛寒、松筋、通经的作用，不但适于经筋筋结，也适于筋、腧穴的针刺，用于寒性病证，与关刺、恢刺等配合运用。

5. 刺筋病证

（1）筋痹

躯干、四肢筋、关节疼痛、麻木，如头痛、颈椎病、肩周炎、网球肘、腰椎病、股骨头缺血坏死症、增生性膝关节炎等。《灵枢·经脉第十》曰："是主筋所生病者，痔，疟，狂，癫疾，头囟项痛，目黄，泪出，鼽衄，项、背、腰尻、腘、腨、脚皆痛，小指不用。"《素问·长刺节论第五十五》曰："病在筋，筋挛节痛，不可以行，名曰筋痹。刺筋上为故，刺分肉间，不可中骨也。病起筋炅，病已止。"

（2）脏腑病证

筋功能失调所致脏腑病证，如心悸、心痛、胸闷、善惊、咳喘、胃痛、腹泻、便秘、口干等。

（3）其他痹证

由于筋联结皮肉脉骨，针刺筋对皮肉脉骨等具有调节作用，故也可用于皮肉脉骨等痹证。

四、刺骨

刺骨是运用长针、锋针等针具，通过针刺骨、骨膜，调节骨、经络、脏腑功能的针刺方法，为第五种刺法。《素问·针解第五十四》曰："五针骨。"

1. 刺骨机理

骨是支撑人体形态的骨架，与脏腑、经络有密切联系，有机体支架、支持形体、抵御外力、保护脏器、活动杠杆、主管运动、贮藏骨髓等功能，针刺骨骼，深刺于骨，有祛除深邪远痹、调节脏腑、疏通经络、通行骨气、刺骨调生物力、压力、恢复平衡等作用，是治疗长期、顽固、疑难病证的刺法。《灵枢·终始第九》曰："伸而不屈者，其病在骨。在骨守骨。"《素问·长刺节论第五十五》曰："病在骨，骨重不可举，骨髓酸痛，寒气至，名曰骨痹。深者刺，无伤脉肉为故。"《灵枢·热病第二十三》曰："热病身重骨痛，耳聋而好瞑，取之骨，以第四针，五十九，刺骨；病不食，啮齿，耳青，索骨于肾，不得索之土，土者，脾也。"

2. 刺骨部位

多选软组织较薄处，以求刺骨不伤筋、肉、脉。

①病变部位的骨、骨膜。《素问·调经论第六十二》曰："病在骨，调之骨。"②腧穴部骨、骨膜。③关节处肌腱、韧带附着处骨、骨膜。

3. 针具

锋针、长针。

4. 刺法

（1）短刺

锋针短刺，适于软组织菲薄部位，皮下即到骨，多为关节、骨突部位，局麻后锋针快速刺入，在骨面上下提插、摩擦骨质、骨膜，也可左右滑动，摩擦骨骼。《灵枢·官针第七》曰："短刺者，刺骨痹，稍摇而深之，致针骨所，以上下摩骨也。"7日1次。

长针短刺，适于软组织较厚部位刺骨，较少用，用于大关节刺骨，消毒要严格，针刺要深，局麻后长针快速进针，接近骨时采取徐摇渐进，要边摇动边插入，到达骨部，在骨面上垂直上下提插，上下摩骨，刺激骨膜、骨质，不留针，辅料覆盖，7日1次。

（2）输刺

选择阳性部位、腧穴之骨，局部常规消毒，局麻后长针、锋针直接刺入至骨，锋针用于软组织较薄部位刺骨，长针用于软组织较厚部位刺骨，对骨加压进行刺激，快速出针，出针可有滞针感，也可没有，辅料覆盖。《灵枢·官针第七》曰："输刺者，直入直出，深内之至骨，以取骨痹，此肾之应也。"7日1次。

5. 刺骨病证

（1）骨痹等五体痹

如骨刺、软骨炎、骨蒸、骨软等。对于皮肉筋脉等久痹也可治疗。《素问·长刺节论第五十五》曰："病大风，骨节重，须眉堕，名曰大风。刺肌肉为故，汗出百日，刺骨髓，汗出百日，凡二百日，须眉生而止针。"

（2）脏腑病证

多用于病程较长、顽固性脏腑病证。

（3）疑难病证

病程较长、病位较深者的其他病，即疑难病证，我们认为其病位较深，病入骨，也属"骨病"范围。《素问·长刺节论第五十五》曰："在头头疾痛，为藏针之，刺至骨，病已止。"

第七节　特殊部位

一、刺五节

刺五节是《内经》的特殊刺法，也是针刺部位，针刺后获得了快捷疗效，有振埃、发蒙、去爪、彻衣、解惑等（表7-1）。《灵枢·刺节真邪第七十五》曰："固有五节：一曰振埃，二曰发蒙，三曰去爪，四曰彻衣，五曰解惑。"形象地描述了五种刺法、部位及神奇效果，并将其归纳在一起，现在也有很好的借鉴意义。

表 7-1　刺五节

项目	症状	部位、刺法
振埃	胸闷气喘、恶闻埃烟、坐伏困难	天容无过一寸，廉泉血变而止
发蒙	耳无所闻、目无所见	刺听宫中眸子、手按两鼻窍而疾偃
去爪	睾丸鞘膜积液肿大俯仰不便、趋翔不能	铍针刺破鞘膜、释放积液
彻衣	身发热不可近席、口唇干燥、肌肉枯槁	天府、大杼三痏、刺中膂、补足手太阴
解惑	中风肢体不稳、神志模糊、反复多变	泻其有余、补其不足

1. 振埃

胸闷、气喘、恶闻埃烟、坐伏困难等，实际就是哮喘发作，是由于痰气上逆，壅塞于胸，阻滞气道所致，针刺手太阳经天容、任脉廉泉等，天容直刺不超过1寸，廉泉点刺放血，血颜色改变停止，以清泻、疏散阳热之邪、降逆平喘，可迅速消除哮喘症状，如同振掉尘埃迅速，对咳嗽也有较好疗效，故曰振埃。《灵枢·刺节真邪第七十五》曰："黄帝曰：刺节言振埃，夫子乃言刺外经，去阳病，余不知其所谓也。愿卒闻之。岐伯曰：振埃者，阳气大逆，上满于胸中，愤瞋肩息，大气逆上，喘喝坐伏，病恶埃烟，噎不得息，请言振埃，尚疾于振埃。黄帝曰：善。取之何如？岐伯曰：取之天容。黄帝曰：其咳上气，穷诎胸痛者，取之奈何？岐伯曰：取之廉泉。黄帝曰：取之有数乎？岐伯曰：取天容者，无过一里，取廉泉者，血变而止。"

2. 发蒙

耳无所闻、目无所见的耳目病变，为邪气壅塞耳目之窍所致，中午针刺手太阳经听宫穴，扶助阳气、疏通壅滞，针感传至瞳子，用行针与捏鼻鼓气并用，以针刺与鼓气相结合，症状随即消退，疗效迅速，如同发蒙。张介宾："日中，阳王气行之时也。听宫手太阳腑输也。其脉与目相通，故能中其眸子。刺之而声应于耳，乃其穴也。"杨上善："日中正阳，故开耳目，取日中也，手太阳脉支者，至目锐眦，却入耳中；手足少阳脉支者，从耳后入耳中，出走耳前，至目锐眦，故此三脉皆会耳目听宫，俱连目中眸子。眸子，目中瞳子也，刺听宫输时，朦胧速愈，故得声闻于耳也，针听宫时按鼻仰卧者，感气合出于耳目，即耳通目明矣。"《灵枢·刺节真邪第七十五》曰："黄帝曰：刺节言发蒙，余不得其意。夫发蒙者，耳无所闻，目无所见。夫子乃言刺腑输，去腑病，何输使然？愿闻其故。岐伯曰：妙乎哉问也！此刺之大约，针之极也，神明之类也，口说书卷，犹不能及也。请言发蒙耳，尚疾于发蒙也。黄帝曰：善。愿卒闻之。岐伯曰：刺此者，必于日中，刺其听宫，中其眸子，声闻于耳，此其输也。黄帝曰：善。何谓声闻于耳？岐伯曰：刺邪以手坚按其两鼻窍而疾偃，其声必应于针也。"

3. 去爪

饮食不节，损伤脾胃，喜怒不时，影响气机，都能影响津液的气化、运行、代谢，水液停留、聚集于阴囊，形成积液，铍针局部纵行切开，快速释放水液、疏通水道，消除水肿，使症状快速消退，速度快如剪去指甲，故曰去爪。张介宾："饮食不节，病在太阴、阳明。喜怒不时，病在少阴、厥阴。故其津液内溢则下留于睾，为日大不休、不可蔽匿等证，盖即癞疝之类，治之者当察在何经，以取其关节肢络，故命曰去爪者，犹去其赘疣也。"《灵枢·刺节真邪第七十五》曰："黄帝曰：刺节言去爪，夫子乃言刺关节肢络，愿卒闻之。岐伯曰：腰脊者，身之大关节也。肢胫者，人之管以趋翔也。茎垂者，身中之机，阴精之喉，津液之道也。故饮食不节，喜怒不时，津液内溢，乃下留于睾，水道不通，日大不休，俯仰不便，趋翔不能。此病荥然有水，不上不下，铍石所取，形不可匿，常不得蔽，故命曰去爪。"

4. 彻衣

身体发热，不可近席，口唇干燥，肌肉枯槁等是阳盛阴虚所致的病证，阳气有余产生外热，阴气不足产生内热，阳盛阴虚则内外皆热，针刺天府、大杼三痏，又刺中膂以去其热，补足手太阴腧穴滋阴使汗出，以清泻、宣散热邪，补助阴液，汗出身热退去，效果快于脱衣，故曰彻衣。张介宾："阳气有余，阴气不足，阳邪盛而真阴衰也。热于怀炭，热之甚也。外畏绵帛近，不欲衣也。不可近身，畏人气也。不可近席，憎寒也。腊干，肌肉干燥也。饮食不让美恶，滋味不能辨也。腊音昔。天府，手太阴经穴。大杼、中膂俞，俱足太阳经穴。刺此皆可以去热。又补足太阴脾经、手太阴肺经以出其汗，热去汗止而病除，其速有如彻衣，此盖伤寒邪热之类也。"《灵枢·刺节真邪第七十五》曰："黄帝曰：刺节言彻衣，夫子乃言尽刺诸阳之奇输，未有常处也，愿卒闻之。岐伯曰：是阳气有余而阴气不足，阴气不足则内热，阳气有余则外热，内热相搏，热于怀炭，外畏绵帛近，不可近身，又不可近席，腠理闭塞，则汗不出，舌焦唇槁，腊干嗌燥，饮食不让美恶。黄帝曰：善。取之奈何？岐伯曰：取之于其天府、大杼三痏，又刺中膂以去其热，补足手太阴以去其汗，热去汗稀，疾于彻衣。"

5. 解惑

中风肢体不稳，神志模糊，反复多变，是由于血虚生风所致，相当于癫症、一过性脑血管痉挛等，针刺泻其有余之风，补其不足阴血，恢复阴阳平衡，凑效迅速，如同解惑。张介宾："风邪在身，血脉必虚，正不胜邪，故为轻重倾侧等病。以其颠倒无常，故曰甚于迷惑，此即中风之类。尽知阴阳，平其虚实，用针若此，疾无不瘳矣，故曰疾于解惑。"《灵枢·刺节真邪第七十五》曰："黄帝曰：刺节言解惑，夫子乃言尽知调阴阳，补泻有余不足，相倾移也，惑何以解之？岐伯曰：大风在身，血脉偏虚，虚者不足，实者有余，轻重不得，倾侧宛伏，不知东西，不知南北，乍上乍下，乍反乍复，颠倒无常，甚于迷惑。黄帝曰：善。取之奈何？岐伯曰：泻其有余，补其不足，阴阳平复，用针若此，疾于解惑。"

二、神气血形志有余、不足针刺

神、气、血、形、志有余不足包括神有余不足、气有余不足、血有余不足、形有余不足、志有余不足（表7-2）。《素问·调经论第六十二》曰："黄帝问曰：余闻刺法言，有余泻之，不足补之。何谓有余，何谓不足？岐伯对曰：有余有五，不足亦有五，帝欲何问？帝曰：愿尽闻之。岐伯曰：神有余有不足，气有余有不足，血有余有不足，形有余有不足，志有余有不足。"

神、气、血、形、志有余、不足虽然强调的是神、气、血、形、志，但其发病是心、肺、肝、脾、肾五脏所致，并且有一一对应关系，心藏神、肺藏气、肝藏血、脾藏肉、肾藏志，是五脏功能失调、气血运行失常产生，体现了以五脏为中心的整体观。《素问·调经论第六十二》曰："皆生于五脏也。夫心藏神，肺藏气，肝藏血，脾藏肉，肾藏志。而此成形；志意通，内连骨髓，而成身形五脏。"

1. 神气血形志有余不足症状

神、气、血、形、志有余不足的临床症状，《内经》给予了详尽描述（表7-2），《素问·调经论第六十二》曰："神有余则笑不休，神不足则悲……邪客于形，洒淅起于毫毛，未入于经络也，故命曰神之微……气有余则喘咳上气，不足则息利少气……皮肤微病，命曰白气微泄……血有余则怒，不足则恐，……孙络水溢，则经有留血……形有余则腹胀，泾溲不利，不足则四肢不用……肌肉蠕动，命曰微风……志有余则腹胀飧泄，不足则厥……骨节有动。"

表7-2　神气血形志有余不足分类、症状、针刺部位

分类	症状	针刺部位刺法	注意
神有余	笑不休	泻其小络之血	出血勿之深斥、无中其大经
神不足	悲	视其虚络、按而致之、刺而利之	无出其血、无泄其气
神之微	邪客于形洒淅起于毫毛	按摩勿释、著针勿斥、移气于不足	
气有余	喘咳上气	泻其经隧	无伤其经、无出其血、无泄其气
气不足	息利少气	补其经隧	无出其气
白气微泄	肤微病	按摩勿释、出针视之、曰我将深之、适人必革 精气自伏、邪气散乱、无所休息、气泄腠理	
血有余	怒	泻其盛经，出其血	
血不足	恐	视其虚经、内针其脉中、久留而视、脉大疾出其针	无令血泄
留血	孙络水溢经有留血	视其血络、刺出其血	无令恶血得入于经、以成其疾
形有余	腹胀泾溲不利	泻其阳经	
形不足	四肢不用	补其阳络	
微风	肌肉蠕动	取分肉间	无中其经、无伤其络、卫气得复
志有余	腹胀飧泄	泻然筋血	
志不足	厥	补其复溜	
志病轻微	骨节有动	即（局部）取之	无中其经

2. 神气血形志有余不足针刺部位

神、气、血、形、志有余不足的病证《内经》给予了具体针刺方法（表7-2），《素问·调经论第六十二》曰："神有余则泻其小络之血，出血勿之深斥，无中其大经，神气乃平；神不足者，视其虚络，按而致之，刺而利之，无出其血，无泄其气，以通其经，神气乃平。帝曰：刺微奈何？岐伯曰：按摩勿释，著针勿斥，移气于不足，神气乃得复……气有余则泻其经隧，无伤其经，无出其血，无泄其气。不足则补其经隧，无出其气。帝曰：刺微奈何？岐伯曰：按摩勿释，出针视之，曰我将深之，适人必革，精气自伏，邪气散乱，无所休息，气泄腠理，真气乃相得……血有余则泻其盛经，出其血；不足则视其虚经，内针其脉中，久留而视，脉大，疾出

其针，无令血泄。帝曰：刺留血奈何？岐伯曰：视其血络，刺出其血，无令恶血得入于经，以成其疾……形有余则泻其阳经；不足则补其阳络。帝曰：刺微奈何？岐伯曰：取分肉间，无中其经，无伤其络，卫气得复，邪气乃索……志有余则泻然筋血者；不足则补其复溜。帝曰：刺未并奈何？岐伯曰：即取之，无中其经，邪所乃能立虚。"

三、调节营卫

调节营卫是针刺治疗以病机命名的特殊部位，营行脉中，卫行脉外，调节营卫实际是调理气血。《灵枢·寿夭刚柔第六》曰："刺营者出血，刺卫者出气。"

1. 营卫及功能

营卫为人体内的精微物质，营行脉中，卫行脉外，营卫在体内循环运行，从而供给机体以营养物质，营气偏于滋润、濡养功能，卫气偏于温煦、卫外保护功能，保证人体正常的生理需要，维持正常的生理功能。《灵枢·卫气第五十二》曰："其浮气之不循经者为卫气；其精气之行于经者为营气。阴阳相随，外内相贯，如环之无端。"《素问·痹论第四十三》曰："荣者。水谷之精气也，和调于五脏，洒陈于六腑，乃能入于脉也，故循脉上下，贯五脏，络六腑也。卫者，水谷之悍气也，其气慓疾滑利，不能入于脉也，故循皮肤之中，分肉之间，熏于肓膜，散于胸腹。"《灵枢·痈疽第八十一》曰："夫血脉营卫，周流不休，上应星宿，下应经数。"

2. 营卫失调、机能失常病证

外感、七情、劳倦等各种原因致营卫失调，气血运行失常，其滋润濡养、温煦卫外功能无法发挥，影响经脉、脏腑、组织、器官功能活动，使其功能失常，出现各种各样临床症状。

（1）外邪所致营卫失调病证

如外邪侵袭半身，稽留营卫之中，营卫功能衰减，邪气独居其处，就会形成半身不遂的偏枯证。《灵枢·刺节真邪第七十五》曰："虚邪偏客于身半，其入深，内居荣卫，荣卫稍衰，则真气去，邪气独留，发为偏枯。"邪气侵袭营卫所致痹证，由于侵入营卫部位不同，其产生的症状也不相同。《灵枢·寿夭刚柔第六》曰："黄帝曰：营卫寒痹之为病奈何？伯高答曰：营之生病也，寒热少气，血上下行。卫之生病也，气痛时来时去，怫忾贲响，风寒客于肠胃之中。寒痹之为病也，留而不去，时痛而皮不仁。"《素问·逆调论第三十四》曰："帝曰：人之肉苛者，虽近衣絮，犹尚苛也，是谓何疾？岐伯曰：荣气虚，卫气实也。荣气虚则不仁，卫气虚则不用，荣卫俱虚，则不仁且不用，肉如故也。"

（2）七情所致营卫失调病证

七情内伤，气机失调，营气运行失常，卫气留滞胸腹中，蓄积不行，运行失常，没有固定位置，蓄积于胁部则胁部支满，蓄积胃中则胃部胀满，蓄积于胸则气逆喘息，营气滞留血脉之中，则气血运行涩滞不通，卫气运行阻滞不通，气滞血瘀，壅积为病。《灵枢·卫气失常第五十九》曰："卫气之留于腹中，稸积不行，苑蕴不得常所，使人支胁，胃中满，喘呼逆息者。"《灵枢·痈疽第八十一》曰："营卫稽留于经脉之中，则血泣而不行，不行则卫气从之而不通，壅遏而不得行。"

（3）气血虚弱所致营卫失调病证

老年人气血衰弱，肌肉枯槁，气道运行涩滞，脏腑不能相互沟通协调，营卫失调，营气衰少，卫气内扰，故白天精力差，夜间难以入睡，形成失眠。《灵枢·营卫生会第十八》曰："老者之气血衰，其肌肉枯，气道涩，五脏之气相搏，其营气衰少，而卫气内伐，故昼不精，夜不瞑。"

3. 刺营出血、刺卫出气

营卫病证针刺营卫，是通过针刺腧穴、络穴、血络等，调理人体气血实现的，由于营行脉中，刺营即刺脉出血，卫在脉外，所以刺卫不能出血，只能出气，通过针刺营卫，经络通畅，则气血运行正常，症状消除。营与血是一体，行于脉内，卫与气是一体，行于脉外，刺营出血，有血流出，治疗血之病证；刺卫出气，没有或极少出血，治疗气之病证，临床可以看到针刺络脉、络穴没有血液流出，即为刺卫。《素问·调经论第六十二》曰："帝曰：阴与阳并，血气以并，病形以成，刺之奈何？岐伯曰：刺此者，取之经隧，取血于营，取气于卫，用形哉，因四时多少高下。……病在脉，调之血；病在血，调之络；病在气，调之卫。"如卫气蓄积胸腹所致病证，根据病情分别针刺颈部、下肢、季胁等腧穴。《灵枢·卫气失常第五十九》曰："卫气之留于腹中，稽积不行，苑蕴不得常所，使人支胁，胃中满，喘呼逆息者……其气积于胸中者，上取之；积于腹中者，下取之；上下皆满者，傍取之……积于上者，泻人迎、天突、喉中；积于下者，泻三里与气街；上下皆满者，上下取之，与季胁之下一寸；重者鸡足取之。"所以有《灵枢·刺节真邪第七十五》曰："用针之类，在于调气，气积于胃，以通营卫，各行其道。"胀病取卫针刺，用泻法。《灵枢·胀论第三十五》曰："五脏六腑者，各有畔界，其病各有形状。营气循脉，卫气逆为脉胀；卫气并脉循分为肤胀。三里而泻，近者一下，远者三下。无问虚实，工在疾泻。"

同时营卫还有调节络脉、祛除奇邪的作用，治疗奇邪的络脉病证。《素问·气穴论第五十八》曰："孙络三百六十五穴会，亦以应一岁，以溢奇邪，以通荣卫，荣卫稽留，卫散荣溢，气竭血著，外为发热，内为少气。疾泻无怠，以通荣卫，见而泻之，无问所会。"

四、针刺局部

局部选穴，是临床常用的选穴方法，也是最原始的选穴方法，是《内经》常用的选穴方法之一，此处局部针刺与腧穴局部不同，是局部没有腧穴，多是阿是穴、反应点。

1.局部选穴的机理

局部选穴符合经络等原理，一是症状局部，多属同一经脉、络脉、皮部，具有调节作用。二是症状局部，多有色泽、形态、感觉等阳性反应，阳性反应点即是选取部位。三是位置比邻，生理相互联系，病理相互影响，比邻就是重要关系，具有治疗作用。四是局部如果不是同一经络，多是同一经筋（筋和肉），从经筋生物力的角度，有治疗作用。五是从西医来说，位于同一神经节段，具有调节治作用，当然选择局部多顺经脉纵向选择。

2. 局部选穴的运用

局部选穴临床运用较为广泛，治疗多种病证，多有较好疗效。

（1）局部肿胀、选择局部针刺

局部肿胀、选择局部针刺，释放局部热毒、水湿等邪气，使其外排，则肿胀消退，如"疠风"选择肿胀部位针刺。《灵枢·四时气第十九》曰："疠风者，素刺其肿上，已刺，以锐针针其处，按出其恶气，肿尽乃止，常食方食，无食他食。"

"痈"选择肿胀处及其周围针刺，以清热泻火、消肿排脓。《灵枢·上膈第六十八》曰："微按其痈，视气所行，先浅刺其旁，稍内益深，还而刺之，毋过三行。察其沉浮，以为深浅。已刺必熨，令热入中，日使热内，邪气益衰，大痈乃溃。"《素问·长刺节论第五十五》曰："治腐肿者刺腐上，视痈小大，深浅刺。刺大者多血，小者深之，必端内针为故止。"

去爪铍石局部针刺，释放水液，疏通经脉，消除肿胀。《灵枢·刺节真邪第七十五》曰："黄帝曰：刺节言去爪，夫子乃言刺关节肢络，愿卒闻之。岐伯曰：腰脊者，身之大关节也。肢胫者，人之管以趋翔也。茎垂者，身中之机，阴精之喉，津液之道也。故饮食不节，喜怒不时，津液内溢，乃下留于睾，水道不通，日大不休，俯仰不便，趋翔不能。此病荥然有水，不上不下，铍石所取，形不可匿，常不得蔽，故命曰去爪。"

"重舌"局部铍针针刺出血，以清热泻火消肿。《灵枢·终始第九》曰："重舌，刺舌柱以铍针也。"

（2）局部针刺、疏通经脉

局部经络不通，引发多种疼痛等证，局部取穴针刺，疏通经络，畅通气血，如髀部不举，针刺枢合。《灵枢·厥病第二十四》曰："足髀不可举，侧而取之，在枢合中，以圆利针，大针不可刺。"膝中痛刺膝部犊鼻。《灵枢·杂病第二十六》曰："膝中痛，取犊鼻，以圆利针，发而间之。针大如髉，刺膝无疑。"众痹刺局部痛处。《灵枢·周痹第二十七》曰："黄帝曰：愿闻众痹。岐伯对曰：此各在其处，更发更止，更居更起，以右应左，以左应右，非能周也，更发更休也。黄帝曰：善。刺之奈何？岐伯对曰：刺此者，痛虽已止，必刺其处，勿令复起。"鼠瘘寒热刺寒府。《素问·骨空论第六十》曰："鼠瘘寒热，还刺寒府。寒府在附膝外解营。取膝上外者使之拜。"头恶风刺眉头。《素问·骨空论第六十》曰："从风憎风，刺眉头。"

（3）局部放血、驱除外邪

局部放血，外邪随血排出，可较快祛除外邪、疏通经络、调理气血、缓解症状，如头痛、骱酸痛，局部放血缓解。《素问·刺疟第三十六》曰："先头痛及重者，先刺头上及两额、两眉间出血……骱酸痛甚，按之不可，名曰胕髓病，以镵针针绝骨出血，立已。"

（4）局部放血与刺经相结合

局部刺血与刺经相结合，局部刺血可以较快速缓解症状，刺经又可对失调经脉调节，临床较为常用，如厥头痛、巅痛、腹痛等局部刺血与刺经相结合。《灵枢·厥病第二十四》曰："厥头痛，头脉痛，心悲善泣，视头动脉反盛者，刺尽去血，后调足厥阴。厥头痛，贞贞头重而痛，泻头上五行，行五；先取手少阴，后取足少阴。厥头痛，意善忘，按之不得，取头面左右动脉，后取足太阴……厥头痛，头痛甚，耳前后脉涌有热，泻出其血，后取足少阳。"《灵枢·杂病第二十六》曰："巅痛，刺手阳明与巅之盛脉出血……巅痛，刺足阳明曲周动脉见血，立已；不已，按人迎于经，立已。气逆上，刺膺中陷者与下胸动脉。腹痛，刺脐左右动脉，已刺按之，立已；不已，刺气街，已刺按之，立已。"《素问·骨空论第六十》曰："失枕在肩上横骨间，折使揄臂齐肘，正灸脊中。"

3. 局部可一穴、也可多穴

局部选穴可以是一穴，也可以是多穴多刺，多穴多刺疏散外邪、瘀滞更迅速、完全，效果更好。如痈肿在四周或局部多刺泻热。《灵枢·上膈第六十八》曰："微按其痈，视气所行，先浅刺其傍，稍内益深，还而刺之，毋过三行。"《灵枢·官针第七》曰："赞刺者，直入直出，数发针而浅之出血，是谓治痈肿也。"

五、四季针刺部位、组织结构的深浅

《内经》注重天人相应、人与自然的和谐相处，强调人体气血盛衰受自然四季的影响，针刺部位、组织结构深浅也要顺应四季气候变化规律。《灵枢·终始第九》曰："春气在毛，夏气在皮肤，秋气在分肉，冬气在筋骨。刺此病者，各以其时为齐。故刺肥人者，以秋冬之齐；刺瘦人者，以春夏之齐。"

1. 针刺部位、组织结构要顺应四季变化规律

人体气血盛衰随四时气候的变化而变化，针刺部位、组织结构和深浅要顺应自然界一年四季阴阳气血盛衰的变化规律，做到天人相应，刺中病变部位即可，祛邪外出，不可过深、过浅，过深损伤正气，过浅邪不得出，皆非所宜。一般来说春天刺络脉与分肉之间，夏天刺过皮即可，秋天刺分肉，冬天刺分肉与筋骨之间。《灵枢·四时气第十九》曰："四时之气，各有所在，灸刺之道，得气穴为定。故春取经、血脉、分肉之间……夏取盛经、孙络，取分间，绝皮肤；秋取经腧，邪在腑，取之合；冬取井荥，必深以留之。"《素问·四时刺逆从论第六十四》曰："是故春气在经脉，夏气在孙络，长夏气在肌肉，秋气在皮肤，冬气在骨髓中。帝曰：余愿闻其故？岐伯曰：春者，天气始开，地气始泄，冻解冰释，水行经通，故人气在脉。夏者，经满气溢，入孙络受血，皮肤充实。长夏者，经络皆盛，内溢肌中。秋者，天气始收，腠理闭塞，皮肤引急。冬者盖藏，血气在中，内着骨髓，通于五脏。是故邪气者，常随四时之气血而入客也，至其变化，不可为度，然必从其经气，辟除其邪，除其邪则乱气不生。"

2.《内经》四季针刺部位、组织结构运用

《内经》四季针刺部位、组织结构运用比较丰富，有七处之多，略有差异，反映了站在不同角度的经验总结，也可能是不同医家经验总结，完善

了针刺顺应四时变化部位的方法，从一个侧面也反映了《内经》是集体智慧的结晶。

（1）《灵枢·本输》四季选取部位（表 7-3）

本输篇认为针刺治疗要顺应自然界一年四季的变化，还应注意经气和四季有不同的流注部位、病邪在四季居留部位的不同，以及五脏在四季各有不同的特点，做到天人相应。在春季施针时，应该取浅表部位的络脉、十二经的荥穴、大经的分肉之间的穴位，病势较重的可以刺的深一些，病势较轻的可以刺的浅一些。在夏季施针时，应该取十二经的腧穴、孙络、浮于皮肤肌肉浅表部位。在秋季施针时，应该取十二经的合穴，病势较重的可以刺的深一些，病势较轻的可以刺的浅一些。冬季施针时，应该取十二经的井穴、各经腧穴等，而且要深刺，留针。《灵枢·本输第二》曰："春取络脉诸荥大经分肉之间，甚者深取之，间者浅取之；夏取诸腧孙络肌肉皮肤之上；秋取诸合，余如春法；冬取诸井诸腧之分，欲深而留之。此四时之序，气之所处，病之所舍，藏之所宜。"

（2）《灵枢·四时气》四季选取部位

四时气篇认为春取经血脉分肉之间，随病位深浅针刺，夏取盛经孙络，要过皮至分肉浅刺，秋取经脉腧穴、六腑合穴，冬取井荥，要深刺留针。《灵枢·四时气第十九》曰："春取经血脉分肉之间，甚者深刺之，间者浅刺之；夏取盛经孙络，取分间绝皮肤；秋取经腧，邪在腑，取之合；冬取井荥，必深以留之。"

（3）《灵枢·寒热病》四季选取部位

寒热病篇认为四季与五脏、五体相对应，根据皮肉筋脉骨由浅入深，春夏秋冬针刺部位依次加深，春刺络脉治皮肤，夏刺分腠治肌肉，秋刺气口治筋脉，冬刺经腧治骨髓、五脏。《灵枢·寒热病第二十一》曰："春取络脉，夏取分腠，秋取气口，冬取经腧。凡此四时，各以时为齐。络脉治皮肤，分腠治肌肉，气口治筋脉，经输治骨髓、五脏。"

表 7-3　四季针刺部位

项目	春	夏	秋	冬
本输	络脉诸荥大经分肉之间	诸腧孙络肌肉皮肤之上	诸合穴	诸井诸腧之分
四时气	经血脉分肉之间	盛经孙络、取分间绝皮肤	经腧邪在腑取之合	井荥深以留之
寒热病	络脉治皮肤	分腠治肌肉	气口治筋脉	经腧治骨髓、五脏
顺气一日分为四时	刺荥穴	刺输穴、长夏刺经穴	刺合穴	刺井穴
诊要经终论	散俞及与分理、血出而止	络俞、见血而止	皮肤、循理	俞窍于分理
通评虚实论	络穴	俞穴	六腑合穴	用药、少针石
水热穴论	络脉、分肉	盛经、分腠	经俞、合穴	井荥穴

（4）《灵枢·顺气一日分为四时》四季选取部位

顺气一日分为四时篇认为季节与五脏、五输穴相对应，不但与春夏秋冬四季，还有长夏，从冬开始，依次针刺井、荥、输、经、合，春刺荥穴，夏刺输穴，长夏刺经穴，秋刺合穴，冬刺井穴。《灵枢·顺气一日分为四时第四十四》曰："脏主冬，冬刺井；色主春，春刺荥；时主夏，夏刺输；音主长夏，长夏刺经；味主秋，秋刺合。"

（5）《素问·诊要经终论》

诊要经终论篇认为春刺散俞及与分理，血出而止，根据病情轻重决定留针时间长短；夏刺络俞，见血而止；秋刺皮肤，循理，神色改变为止；冬刺俞窍于分理，并根据病情轻重决定针刺手法。《素问·诊要经终论第十六》曰："故春刺散俞及与分理，血出而止，甚者传气，间者环也。夏刺络俞，见血而止，尽气闭环，痛病必下。秋刺皮肤，循理，上下同法，神变而止。冬刺俞窍于分理，甚者直下，间者散下。春夏秋冬，各有所刺，法其所在。"

（6）《素问·通评虚实论》四季选取部位

通评虚实论篇认为春取经脉的络穴、夏取经脉经俞穴、秋取六腑合穴、冬阳气闭藏于内，治疗多用药物，少用针刺，春夏秋与上两处基本相同，冬季差别较大，此处强调闭藏、顾护正气，用药不用针。《素问·通评虚实论第二十八》曰："春亟治经络；夏亟治经俞；秋亟治六腑；冬则闭塞，闭塞者，用药而少针石也。"

（7）《素问·水热穴论》四季选取部位

水热穴论篇认为四季选取部位与《灵枢·本输》基本相同，并根据四季五行属性、脏的特性分析了选取的机理。《素问·水热穴论第六十一》曰："帝曰：春取络脉分肉，何也？岐伯曰：春者木始治，肝气始生，肝气急，其风疾，经脉常深，其气少，不能深入，故取络脉分肉间。帝曰：夏取盛经分腠，何也？岐伯曰：夏者火始治，心气始长，脉瘦气弱，阳气留溢，热熏分腠，内至于经，故取盛经分腠。绝肤而病去者，邪居浅也。所谓盛经者，阳脉也。帝曰：秋取经俞，何也？岐伯曰：秋者金始治，肺将收杀，金将胜火，阳气在合，阴气初胜，湿气及体，阴气未盛，未能深入，故取俞以泻阴邪，取合以虚阳邪，阳气始衰，故取于合。帝曰：冬取井荥，何也？岐伯曰：冬者水始治，肾方闭，阳气衰少，阴气坚盛，巨阳伏沉，阳脉乃去，故取井以下阴逆，取荥以实阳气。故曰：冬取井荥，春不鼽衄。"

这七处记载内容丰富，从不同角度论述了针刺部位与季节的关系，仔细分析，又不完全一致，稍有差别，充分显示了《内经》是集体智慧的结晶，是多人所著，但总体来说，春季刺络脉与分肉之间，只有顺气一日分为四时篇刺荥穴。夏季大部分取皮下络脉，只有寒热病篇刺肌肉。秋季取经气所入合穴，分肉之间，只有诊要经终论篇刺皮肤。冬取井穴，深至筋骨，只有通评虚实论篇不主张针刺，而用药物调理。春夏刺的偏于组织结构，秋冬刺的偏于腧穴。四季针刺有一点是共同的，夏季气温最高，血脉充盛，刺的最浅，春秋冬依次温度降低，针刺逐渐加深，针刺深浅与四季气候变化相一致。

3. 逆四时刺的危害

针刺深浅与四时气节相一致，则正中病位，邪祛正安，如果违背这一四时规律而刺，要么针刺过度、过深损伤正气，要么过浅、过轻病邪不去，或病邪内入，皆可产生变病。《内经》详细论述、分析了违背四时刺的危害，产生的病变。《素问·四时刺逆从论第六十四》曰："帝曰：逆四时而生乱气，奈何？岐伯曰：春刺络脉，血气外溢，令人少气；春刺肌肉，血气环逆，令人上气；春刺筋骨，血气内著，令人腹胀。夏刺经脉，血气乃竭，令人解㑊；夏刺肌肉，血气内却，令人善恐；夏刺筋骨，血气上逆，令人善怒。秋刺经脉，血气上逆，令人善忘；秋刺络脉，气不外行，令人卧不欲动；秋刺筋骨，血气内散，令人寒栗。冬刺经脉，血气皆脱，令人目不明；冬刺络脉，内气外泄，留为大痹；冬刺肌肉，阳气竭绝，令人善忘。凡此四时刺者，大逆之病，不可不从也；反之，则生乱气，相淫病焉。"

六、腰骶部位

腰骶部是躯干后下部，腰骶部有督脉、足太阳经循行，内有肾、膀胱、子宫、卵巢、前列腺等泌尿、生殖等脏器和大、小肠消化道及髓、骨、筋等，为下焦元阳汇聚、出入之处，是道家尾闾关所在，具有调节督脉、足太阳经的作用，能温补阳气、补助肾气、益肾填精、强壮腰脊、疏通经络等，所以《内经》注重腰骶部针灸治疗。西医认为腰骶部为躯干下部肌肉、肌腱、韧带、筋膜等附着处，躯干为底座，维系脊柱力的平衡，是脊柱力失衡所在，内有脊神经及分支，骶前为迷走神经中枢，是肌肉、肌腱、韧带、筋膜、神经、力调节理想部位，不但治疗腰骶病证，对全身病证也有治疗作用，如水肿病五十七穴腰骶部有二十五穴，是主要穴位。

1. 腰骶针刺部位

腰骶针刺部位有"腰尻交者，两髁肿上""腰尻分间""腰髁骨间""腰尻之解，两胛之上""骶骨""穷骨""骨骶"等，穴位有八髎、腰俞等（表7–4）。

表 7-4　腰骶腧穴部位、主治病证、针灸方法

针刺部位	症状	针灸治疗
腰尻交者，两髁胂上	腰痛引少腹控胁，不可以仰	以月生死为痏数，左取右右取左
腰尻分间（八髎与痛上）	腰痛不可以转摇，急引阴卵	针刺
腰尻之解，两胂上腰俞	腰痛引少腹控胁，不可以仰息	以月生死为痏数，左取右右取左
腰髁骨间	腹痛不得大小便	刺少腹两股间，刺腰髁骨间，刺而多之
骶骨（穷骨）	癫疾取血其发时，不动	灸穷骨二十壮
骨骶	狂而新发	曲泉左右动脉及盛者见血，灸骨骶二十壮

2. 针刺病证

腰痛：腰部疼痛，不可俯仰、转测，可牵扯小腹、季胁、阴卵等。

腹痛：腹痛，影响大小便。

精神病证：狂而新发、癫疾等。

现在除以上病证外，还能治疗下肢病证、全身病证等。

3. 针灸方法

1）毫针针刺腰尻交者，两髁胂上，以月生死为痏数，左取右、右取左。《素问·刺腰痛第四十一》曰："腰痛引少腹控胁不可以仰，刺腰尻交者，两髁胂上，以月生死为痏数，发针立已，左取右，右取左。"《素问·缪刺论第六十三》曰："邪客于足太阴之络，令人腰痛，引少腹控胁不可以仰息。刺腰尻之解，两胂之上，是腰俞，以月死生为痏数，以针立已。左刺右，右刺左。"

2）毫针针刺腰髁骨间，配合刺少腹两股间，刺而多之。《素问·长刺节论第五十五》曰："病在少腹，腹痛不得大小便，病名曰疝，得之寒。刺少腹两股间，刺腰髁骨间，刺而多之，尽炅病已。"

3）毫针针刺八髎与痛上。《素问·骨空论第六十》曰："腰痛不可以转摇，急引阴卵，刺八髎与痛上。八髎在腰尻分间。"

4）艾灸骶骨治癫疾，狂而新发还需配合锋针放血。《灵枢·癫狂第二十二》曰："治癫疾者，常与之居，察其所当取之处。病至，视之有过者泻之。置其血于瓠壶之中，至其发时，血独动矣；不动，灸穷骨二十壮。

穷骨者，骶骨也……狂而新发，未应如此者，先取曲泉左右动脉及盛者见血，有顷已；不已，以法取之，灸骨骶二十壮。"

以上是腰骶部针刺、艾灸治疗方法，可一刺，也可多刺，可以针刺，也可针刺配合艾灸。腰骶部可用毫针，现在也可用锋针、长针等短刺、输刺深刺至骨，以增强针感，提高疗效。

临床可配合其他部位针刺，如循经取穴等。

七、艾灸部位

艾灸是《内经》仅次于针刺的治疗方法，运用概率大于方剂中药，通过散在论述，可显示其选取部位、补泻、主治等规律性。

1. 艾灸部位特征

艾灸部位也有阳性反应，多有经络空虚、陷下等特征。

（1）经络虚弱空虚

就经络整体而言，虚证经络空虚，实证充盈、高起，艾灸补益正气，鼓动空虚之经络。《素问·通评虚实论第二十八》曰："络满经虚，灸阴刺阳；经满络虚，刺阴灸阳。"

（2）陷下者

经络陷下说明经气不足、阳气虚弱、寒邪内停，需要艾灸鼓舞正气、补益阳气、祛除寒邪、温通经脉。《灵枢·经脉第十》曰："陷下则灸之。"《素问·骨空论第六十》曰："视背俞陷者灸之，举臂肩上陷者灸之……足小指次指间灸之，腨下陷脉灸之……膺中陷骨间灸之。"《灵枢·邪气藏府病形第四》曰："胆病者，善太息，口苦，呕宿汁，心下澹澹，恐人将捕之，嗌中吤吤然，数唾。在足少阳之本末，亦视其脉之陷下者灸之，其寒热者取阳陵泉。"

2. 艾灸机理

《内经》解释了陷下艾灸的机理，陷下是由于血脉有寒，气血凝结于经脉所致。《灵枢·禁服第四十八》曰："陷下则徒灸之。陷下者，脉血结于中，中有着血，血寒，故宜灸之。"也可由于阳气不足，气血虚弱，鼓动无力，气血凝结所致，艾灸能鼓舞正气、扶助阳气、补益气血、祛除寒邪、温通经脉。

3. 艾灸部位

（1）辨证选取艾灸部位

根据经络循行、脏腑功能，临床症状，辨证归经，循经取穴，选取艾灸部位。《素问·骨空论第六十》曰："大风汗出，灸譩譆……失枕在肩上横骨间，折使揄臂齐肘，正灸脊中。"《素问·骨空论第六十》曰："灸寒热之法，先灸项大椎，以年为壮数；次灸橛骨。"辨证选取艾灸部位也是现在最常用的方法。

（2）病变局部

艾灸也可选取病变局部，直接艾灸。《素问·骨空论第六十》曰："犬所啮之处灸之三壮，即以犬伤病法灸之。"

4. 艾灸多用寒证、虚证

艾灸一般属于温补法，用于寒证、虚证，尤其虚寒证。《素问·异法方宜论第十二》曰："脏寒生满病，其治宜灸焫。"

5. 艾灸补泻

艾灸虽然以补为主，多用于虚证，也有泻法。《内经》对艾灸补泻方法给予明确论述，用于虚证、实证皆可，但实战必须是寒证。艾灸泻法是快速吹灭艾火，或移走艾火，以祛除寒邪。艾灸补法是使艾火逐渐减弱，直至灭火，以补益阳气。《灵枢·背俞第五十一》曰："按其处，应在中而痛解，乃其腧也。灸之则可，刺之则不可。气盛则泻之，虚则补之。以火补者，毋吹其火，须自灭也；以火泻者，疾吹其火，传其艾，须其火灭也。"《素问·阴阳应象大论第五》曰："壮火之气衰，少火之气壮，壮火食气，气食少火，壮火散气，少火生气。"

八、其他部位

有些针刺部位、方法，现在很少运用，但其治病的思路很值得学习、借鉴，显示出古人的聪明才智。

1.肠中寄生虫积聚针刺

肠中寄生虫聚集成瘕，可上下移动，引起心腹疼痛，烦闷不舒，口渴流涎，是肠道寄生虫聚结成团蠕动所致，治疗用手按住团块，大针刺入，长时间留针，虫不动拔出。《灵枢·厥病第二十四》曰："肠中有虫瘕及蛟蛕，皆不可取以小针。心肠痛，懊憹作痛，肿聚，往来上下行，痛有休止，腹热，喜渴涎出者，是蛟蛕也。以手聚按而坚持之，无令得移，以大针刺之，久持之，虫不动，乃出针也。怵腹憹痛，形中上者。"现在寄生虫病很少，已有更好方法治疗，只能学习古人在简陋的条件下直趋病所，针对性治疗的思路。

2.周痹选取部位

周痹是邪气侵袭，气血阻滞，不能周流，痹阻局部所致病证，治疗先刺将要发病部位，再刺已病部位，已病部位要刺阳性部位。

（1）截断、治未病

根据疾病发展趋势，在即将发病部位针刺，截断疾病进展，再针刺已发病部位，也是防患于未然，治未病的思想。《灵枢·周痹第二十七》曰："帝曰：善。愿闻周痹何如？岐伯对曰：周痹者，在于血脉之中，随脉以上，随脉以下，不能左右，各当其所。黄帝曰：刺之奈何？岐伯对曰：痛从上下者，先刺其下以过之，后刺其上以脱之；痛从下上者，先刺其上以过之，后刺其下以脱之。"与《金匮要略》："见肝之病，知肝传脾，当先实脾"的思路是一致的，对现在治疗有借鉴意义。

（2）针刺阳性部位

疾病在经络有虚实不同的阳性反应，仔细切按寻找阳性反应点，实证有压痛、血络、高起，虚证有脉陷下、空虚、舒适，再根据虚实针刺治疗，这是周痹的刺法，也是经络病针刺治疗的大原则，不能不看经络、穴位有否虚实异常反应，就扎针治疗。《灵枢·周痹第二十七》曰："故刺痹者，必先切循其下之六经，视其虚实，及大络之血结而不通，及虚而脉陷空着而调之，熨而通之，其瘰坚，转引而行之。"

3. 局部水肿针刺治疗

局部水肿的针刺治疗。《内经》用的是局部铍针刺破放水的方法，可迅速缓解症状，包括热毒肿胀、水肿、积液、高压囊腔等，可配合药物内服，全身或面积较大肿胀，不用此法。

（1）热毒肿胀针刺

局部热毒蕴结肿胀，铍针纵行刺破肿胀处，使热毒恶血流出，开创了热毒肿块切开引流的先河，如重舌舌柱肿胀，铍针纵行刺破舌下肿胀处，流出恶血邪毒，以清泻热毒恶血。《灵枢·终始第九》曰："重舌，刺舌柱以铍针也。"《灵枢·刺节真邪第七十五》曰："刺痈者用铍针。"

局部热毒蕴结肿胀也可锋针点刺放血，以清泻热毒。《灵枢·官针第七》曰："赞刺者，直入直出，数发针而浅之出血，是谓治痈肿也。"

（2）水肿针刺

局部组织水肿，铍针纵行刺破水肿处，使水液流出，如徒㾓在环谷下三寸，铍针刺入，将水液直接放出，配合服用利水药物，以巩固疗效，也有的配合用布带将局部束紧，挤出残留水液，并防止水液再次积聚，开创了加压包扎治疗积水、积液的先河。《灵枢·四时气第十九》曰："徒㾓，先取环谷下三寸，以铍针针之，已刺而筒之，而内之，入而复之，以尽其㾓，必坚。来缓则烦悗，来急则安静，间日一刺之，㾓尽乃止。饮闭药，方刺之时，徒饮之，方饮无食，方食无饮，无食他食，百三十五日。"

（3）积液针刺

局部积液，铍针纵行刺破下部囊壁，使积液流出，如睾丸积液，阴囊肿大，俯仰、行走不便，铍针刺破积液下部囊壁，积液流出，症状迅速消除，开创了切开囊腔引流的先河，此即刺五节的"去爪"。《灵枢·刺节真邪第七十五》曰："腰脊者，身之大关节也。肢胫者，人之管以趋翔也。茎垂者，身中之机，阴精之喉，津液之道也。故饮食不节，喜怒不时，津液内溢，乃下留于睾，血道不通，日大不休，俯仰不便，趋翔不能。此病荣然有水，不上不下，铍石所取，形不可匿，常不得蔽，故命曰去爪。"

现在也可借用铍针纵向刺破囊壁的方法治疗，如刺破滑囊壁，使积液流入组织间，释放积液，起到了内引流的作用，也可再用加压包扎，增强效果，治疗滑囊炎。囊腔壁切开，要选择下部，利于积液尽多外流、排出、释放。

也可纵向刺破筋膜囊，松解筋膜，释放筋膜囊内压力，治疗筋膜紧张、粘连、血运障碍等。

第八节　范本举例

　　《内经》对筋伤科膝痛、腰痛、内科头痛、心痛、五官科耳鸣、耳聋、咽喉肿痛等病论述了经络辨证病因病机、辨证分型治疗等，其分型至细、至精，超出想象，揭示了刺针部位的规律性，给后人以示范、启迪，希望后学者举一反三。

一、膝痛

　　膝部疼痛是临床常见病，为各种原因引起膝部疼痛的病证。《素问·骨空论》等对膝痛进行了重点剖析，从经脉循行、局部针刺、周围相关部位针刺、远距离部位针刺、脏腑辨证针刺等方面进行了详细、周全的论述，是治疗局部病变的一个范本，充分体现了《内经》注重以脏腑、经络为中心的整体观念和经络间的相互联系，为其他部位如颈、肩、肘、腕、髋、踝等病证针刺治疗提供了遵循、参考。

　　1. 膝痛经络病因病机（表 8-1）

　　（1）足太阴经脉、经筋、络脉的循行、主病

　　1）足太阴经脉的循行、主病：足太阴经"上膝股内前廉"，足太阴经气不通则"股膝内肿厥"。《灵枢·经脉第十》曰："脾足太阴之脉……上膝股内前廉……是主脾所生病者……强立股膝内肿厥。"

　　2）足太阴经筋的循行、主病：足太阴经筋"络于膝内辅骨，上循阴股，结于髀"，足太阴经筋损伤、受寒，则出现"膝内辅骨痛、阴股引髀而痛"。《灵枢·经筋第十三》曰："足太阴之筋……其直者，络于膝内辅骨，上循阴股，结于髀……其病……膝内辅骨痛，阴股引髀而痛。"

　　3）足太阴络脉循行：足太阴皮部、浮络、孙络位于下肢前内侧、足内侧，其血络、络穴反映了足太阴络脉瘀滞状况。《素问·皮部论第五十六》

曰："太阴之阴，名曰关蛰，上下同法，视其部中有浮络者，皆太阴之络也。"

（2）足阳明经脉、经筋、络脉的循行、主病

1）足阳明经脉的循行、主病：足阳明经"抵伏兔，下膝膑中，下循胫外廉"，足阳明经气不利则"膝膑肿痛"。《灵枢·经脉第十》曰："胃足阳明之脉……抵伏兔，下膝膑中，下循胫外廉……是主血所生病者……膝膑肿痛。"

2）阳明经筋的循行、主病：阳明经筋"邪外上加于辅骨、上结于膝外廉、直上结于髀枢……其直者，上循胠，结于膝"，足阳明经筋损伤、受寒，则出现"伏兔转筋，髀前肿"等。《灵枢·经筋第十三》曰："足阳明之筋……邪外上加于辅骨，上结于膝外廉，直上结于髀枢……其直者，上循胠，结于膝；其支者，结于外辅骨，合少阳；其直者，上循伏兔，上结于髀……其病……伏兔转筋，髀前肿。"

3）足阳明络脉循行：足阳明皮部、浮络、孙络位于下肢前外侧，其血络、络穴反映了足阳明络脉瘀滞状况。《素问·皮部论第五十六》曰："阳明之阳，名曰害蜚，上下同法，视其部中有浮络者，皆阳明之络也。其色多青则痛，多黑则痹，黄赤则热，多白则寒，五色皆见，则寒热也。"

（3）足太阳经脉、经筋、络脉的循行、主病

1）太阳经脉的循行、主病：足太阳经"入腘中；其支者……从后廉下合腘中"，足太阳经气不利则"腘如结，腨如裂……腘、腨、脚皆痛"。《灵枢·经脉第十》曰："膀胱足太阳之脉……从巅入络脑，还出别下项，循肩髆内，挟脊抵腰中，入循膂，络肾属膀胱；其支者，从腰中下挟脊，贯臀，入腘中；其支者，从髆内左右，别下贯胛，挟脊内，过髀枢，循髀外，从后廉下合腘中……是动则病……腘如结，腨如裂……是主筋所生病者……腘、腨、脚皆痛。"

2）足太阳经筋的循行、主病：足太阳经筋"邪上结于膝……结于腘、其别者、结于腨外、上腘中内廉、与腘中并"，足太阳经筋损伤、受寒，则出现"䐐挛"。《灵枢·经筋第十三》曰："足太阳之筋…邪上结于膝，其下循足外踝，结于踵，上循跟，结于腘；其别者，结于腨外，上腘中内廉，与腘中并，上结于臀，上挟脊，上项……其病……䐐挛。"

3）足太阳络脉循行：足太阳皮部、浮络、孙络位于腘窝、下肢后侧，其血络、络穴反映了足太阳络脉瘀滞状况。《素问·皮部论第五十六》曰："太阳之阳，名曰关枢，上下同法，视其部中有浮络者，皆太阳之络也。"

（4）足少阳经脉、经筋、络脉的循行、主病

1）足少阳经脉的循行、主病：足少阳经"出膝外廉、下外辅骨之前，下外辅骨之前"，足太阳经气不利则"膝外至胫……皆痛"。《灵枢·经脉第十》曰："胆足少阳之脉……出膝外廉，下外辅骨之前，下外辅骨之前，直下抵绝骨之端……是主骨所生病者……膝外至胫、绝骨、外踝前及诸节皆痛。"

2）足少阳经筋的循行、主病：足少阳经筋"上循胫外廉，结于膝外廉"，足少阳经筋损伤、受寒，则出现"膝外转筋，膝不可屈伸，腘筋急，前引髀"。《灵枢·经筋第十三》曰："足少阳之筋……上循胫外廉，结于膝外廉……其病……引膝外转筋，膝不可屈伸，腘筋急，前引髀。"

3）足少阳络脉循行：足少阳皮部、浮络、孙络位于下肢外侧，其血络、络穴反映了足少阳络脉瘀滞状况。《素问·皮部论第五十六》曰："少阳之阳，名曰枢持，上下同法，视其部中有浮络者，皆少阳之络也。"

（5）足少阴经脉、经筋的循行、主病

1）足少阴经脉的循行：足少阴经"出腘内廉"。《灵枢·经脉第十》曰："肾足少阴之脉……出腘内廉。"

2）足少阴经筋的循行、主病：足少阴经筋"上结于内辅之下，并太阴之筋，而上循阴股"，足少阴经筋损伤、受寒，则出现"所过而结者皆痛及转筋"。《灵枢·经筋第十三》曰："足少阴之筋……上结于内辅之下，并太阴之筋，而上循阴股……其病……所过而结者皆痛及转筋。"

3）足少阴络脉循行：足少阳皮部、浮络、孙络位于下肢内侧后缘，其血络、络穴反映了足少阴络脉瘀滞状况。《素问·皮部论第五十六》曰："少阴之阴，名曰枢儒，上下同法，视其部中有浮络者，皆少阴之络也。"

（6）足厥阴经脉、经筋的循行、主病

1）足厥阴经脉的循行：足厥阴经"上腘内廉，循股阴"。《灵枢·经脉第十》曰："肝足厥阴之脉……上腘内廉，循股阴。"

2）足厥阴经筋的循行、主病：足厥阴经筋"上结内辅之下，上循阴股"，足厥阴经筋受寒、损伤，则出现"内辅痛，阴股痛转筋"。《灵枢·经筋第十三》曰："足厥阴之筋……上结内辅之下，上循阴股……其病……内辅痛，阴股痛转筋。"

3）足厥阴络脉循行：足厥阴皮部、浮络、孙络位于下肢内侧中间，其血络、络穴反映了足厥阴络脉瘀滞状况。《素问·皮部论第五十六》曰："心主之阴，名曰害肩，上下同法，视其部中有浮络者，皆心主之络也。"

表 8-1　膝痛相关经脉、经筋循行、病证

项目	经脉循行	经脉病	经筋循行	经筋病
足太阴	上腘内循胫骨后上膝股内前廉	强立股膝内肿厥	络于膝内辅骨	膝内辅骨痛、阴股引髀而痛
足阳明	抵伏兔下膝膑中、下循胫外廉	膝膑肿痛	上结膝外廉、上结于髀枢上循胁、结于膝	伏兔转筋、髀前肿
足太阳	入腘中、支者从后廉下合腘中	腘腨脚皆痛	结于膝结于腘、其别结于腨外、上腘中内廉与腘中并	腘挛
足少阳	出膝外廉、下外辅骨之前	膝外至胫皆痛	上循胫外廉、结于膝外廉	引膝外转筋膝不屈伸、腘筋急前引髀
足少阴	上腘内、出腘内廉		上结于内辅之下，并太阴之筋上循阴股	所过而结者皆痛及转筋
足厥阴	上腘内廉、循股阴		上结内辅之下，上循阴股	内辅痛、阴股痛转筋

　　膝关节是下肢活动量最大的关节，承载着人体重量，因外伤、劳损、受凉等阻滞经络，使经络运行不通，不通则痛，或经络空虚，经脉失养，不荣则痛，或水湿郁滞、聚集于膝关节及其周围，或筋、经筋聚结拘急痉挛等所致。本病病位在经络，是足三阴经、足三阳经等经络受病，以足太阴经、足阳明经为主，可影响手三阴三阳经，可为单纯经脉病，或经筋病，

或络脉病，也可经脉、经筋、络脉等复合病，甚至至骨，尤其久病患者。较轻者可为一经病，多为多经病。

2. 针刺部位

膝痛针刺部位有局部、周围经脉瘀阻处、筋结聚结处、远距离部位、脏腑辨证部位、血络、对应反应点等。针刺可以是经脉腧穴、阿是穴，也可以是经筋的"以痛为输"、络脉的血络、络穴等，这些部位要有压痛等阳性反应。

（1）膝局部针刺

膝痛针刺膝局部犊鼻，为临床最简单的针刺方法，如膝中痛圆利针针刺犊鼻之筋。《灵枢·杂病第二十六》曰："膝中痛，取犊鼻，以圆利针，发而间之。针大如氂，刺膝无疑。"毫针针刺骸关（髌骨周围）腘。《素问·骨空论第六十》曰："立而暑解，治其骸关。膝痛，痛及拇指，治其腘……膝解为骸关……辅上为腘。"现在也可用毫针针刺局部。

（2）膝上部针刺

膝部疼痛不单是膝部病变，而且与膝上部大腿经脉、经筋等相关（表8-2）。《内经》非常注重膝上部的针刺，骨空论篇对其进行了详细、集中论述，对重点部位"楗"（股骨及前侧穴位）、"机"（环跳及周围穴位）、"关"（腘绳肌及穴位）等针刺治疗。《素问·骨空论第六十》曰："蹇，膝伸不屈，治其楗。坐而膝痛，治其机……坐而膝痛如物隐者，治其关……辅骨上横骨下为楗，侠髋为机……侠膝之骨为连骸，骸下为辅……腘上为关。"临床也多针刺前面足太阴、阳明经腧穴、后面足太阳经腰臀背部甚至颈部腧穴。

（3）膝下部针刺

《内经》还对膝下部针刺治疗，采取辨证归经，循经取穴的原则，如"阳明中俞髎""巨阳少阴荥""少阳之维"等分别涉及足阳明经、足太阳经、足少阴经、足少阳经等，分别选取踝部及附近的三里、通谷、然谷、光明等腧穴针刺治疗，以疏通经脉。《素问·骨空论第六十》曰："连骺若折，治阳明中俞髎，若别，治巨阳、少阴荥。淫泺胫酸，不能久立，治少阳之维，在外踝上五寸。"临床也多用到足太阴、阳明、太阳、少阳等经小腿、足部腧穴。

（4）脏腑辨证针刺部位

膝痛多为骨关节病，肾主骨，骨靠肾精的充养，如肾虚不能充养骨骼，可致膝部疼痛，针刺治疗选取骨之会"背内"大杼，同时大杼为足太阳膀胱经穴，足太阳膀胱经络于肾，循行膝、下肢后，与足少阴肾经相表里。《素问·骨空论第六十》曰："膝痛不可屈伸，治其背内。"

表 8-2　膝痛症状、针刺部位

症状	针刺部位	具体部位
寒膝伸不屈	治其楗	辅骨上横骨下为楗（股骨及前侧穴位）
坐而膝痛	治其机	侠髋为机（环跳及周围穴位）
立而暑解	治其骸关	膝解为骸关（髌骨周围穴位）
膝痛、痛及拇指	治其腘	骸下为辅（胫腓骨）、辅上为腘（腘窝）
坐而膝痛如物隐者	治其关	腘上为关（腘绳肌穴位）
膝痛不可屈伸	治其背内	大杼
连𬱟若折	治阳明中俞髎	足三里等
若别	治巨阳、少阴荥	通谷、然谷
淫泺胫酸、不能久立	治少阳之维	外踝上五寸光明
膝中痛	膝部犊鼻	犊鼻

（5）对应部位反应点

虽然骨空论篇没有提及，参照其他篇临床上还可按照左取右、右取左、上取下、下取上的原则，选取对侧同名经肘部、对侧膝部的对应反应点针刺，多是阿是穴、"以痛为输"经筋聚结点，可获得即时、远期效果。《素问·阴阳应象大论第五》曰："故善用针者，从阴引阳，从阳引阴；以右治左，以左治右。"《灵枢·官针第七》曰："巨刺者，左取右，右取左。"

（6）血络

膝部及上下尤其膝后部血络，血络外壁锋针点刺放血，以疏通络脉，多有较好疗效，尤其久病入络者。《灵枢·根结第五》曰："久痹不去身者，视其血络，尽出其血。"

二、腰痛

腰痛是临床常见病，刺腰痛篇对腰痛的治疗进行了重点剖析，约 900 多字，完整叙述 17 个病，分散叙述 11 个病，共 28 个病，还有其他篇章散在论述，刺腰痛篇从辨证分经、主病、循经远距离部位针刺、针刺方法等方面进行了详细的论述，信息量非常大，包罗多个方面，不但有骨伤科症状，还有内科症状，远超现在腰痛的分经、分型，为针刺治疗腰痛之大全，是循经远距离取穴的范本，也是辨证分经的范本，且都是取一个穴，可以说是单穴疗法，充分体现了《内经》以经络为中心的整体观念和用穴的严谨，涉及部分脏腑辨证和五体结构针刺。

1. 腰痛经络病因病机

（1）足经脉的病因病机（表 8-3、8-4）

足太阳经循行于腰部、下肢后侧等，足太阳经气不通则出现脊、背、腰、尻痛，腰似折等。《灵枢·经脉第十》曰："膀胱足太阳之脉……挟脊抵腰中，入循膂，络肾属膀胱；其支者，从腰中下挟脊，贯臀，入腘中；其支者，从髆内左右，别下贯胛，挟脊内，过髀枢，循髀外，从后廉下合腘中，以下贯腨内，出外踝之后，循京骨，至小指外侧……是动则病……脊痛，腰似折……是主筋所生病者……背、腰、尻、腘、腨、脚皆痛。"《灵枢·经别第十一》："足太阳之正……散之肾，循膂。"

足少阴经"贯脊"，循行于下肢内侧后缘，足少阴经气不通则"脊股内后廉痛"。《灵枢·经脉第十》曰："肾足少阴之脉……贯脊……是主肾所生病者……脊股内后廉痛。"《灵枢·经别第十一》曰："足少阴之正……上至肾，当十四顀，出属带脉。"

足少阳经脉循行于躯干侧部、臀部、下肢外侧。《灵枢·经脉第十》曰："胆足少阳之脉……络肝属胆，循胁里，出气街，绕毛际，横入髀厌中；其直者……循胸过季胁，下合髀厌中。"

足厥阴经脉虽然没循行于腰旁，但其气通于腰部，足厥阴经不通则"腰痛不可以俯仰"。《灵枢·经脉第十》曰："肝足厥阴之脉……是动则病腰痛不可以俯仰。"

督脉"贯脊""侠脊抵腰中"，督脉不通可出现腰部不利。《素问·骨空论第六十》曰："督脉为病，脊强反折。督脉者……贯脊属肾……侠脊抵腰中，入循膂，络肾。"

足太阳、少阴之正加强了足太阳、少阴经对腰部的联系，对腰痛也有一定意义。《灵枢·经别第十一》曰："足太阳之正……属于膀胱，散之肾，循膂……足少阴之正……上至肾，当十四椎，出属带脉。"

阳维与足太阳经、阴维与足少阴经循行相伴、相交，其气相通，也与腰痛有关。

（2）足经筋病因病机

足太阳经筋循行于腰部、下肢后侧、足外侧，足太阳经筋受凉、损伤则腰痛反折。《灵枢·经筋第十三》曰："足太阳之筋……上结于臀，上挟脊……其病……脊反折。"

足少阴经筋"循脊内挟膂"，主管腰部的屈伸、俯仰活动，足少阴经筋聚结则腰屈伸、俯仰受限。《灵枢·经筋第十三》曰："足少阴之筋……循脊内挟膂……其病……在外者不能俯，在内者不能仰，故阳病者腰反折不能俯，阴病者不能抑。"

足少阳经筋位于臀部、下肢外侧、足外侧，足少阳经筋聚结则"腘筋急，前引髀，后引尻"。《灵枢·经筋第十三》曰："足少阳之筋……上走髀，前者结于伏兔之上，后者结于尻……其病……腘筋急，前引髀，后引尻。"

足太阴经筋"着于脊"，与腰脊活动有关，足太阴经筋损伤、受凉可致腰痛。《灵枢·经筋第十三》曰："足太阴之筋……其内者，着于脊。"

足阳明经筋"属脊"，与腰脊活动有关，足阳明经筋损伤、受凉可致腰痛。《灵枢·经筋第十三》曰："足阳明之筋……上循胁，属脊。"足阳明经筋循行于腹部，还与腰部经筋维系前后平衡。

（3）足络脉的病因病机

足太阳皮部、浮络、孙络位于腰部、下肢后侧，其血络、络穴反映了足太阳络脉瘀滞状况。《素问·皮部论第五十六》曰："太阳之阳，名曰关枢，上下同法，视其部中有浮络者，皆太阳之络也。"

足少阴皮部、浮络、孙络位于下肢内后侧，其血络、络穴反映了足少阴络脉瘀滞状况。《素问·皮部论第五十六》曰："少阴之阴，名曰枢儒，上下同法，视其部中有浮络者，皆少阴之络也。"

足少阳皮部、浮络、孙络位于腰侧、下肢、足外侧，其血络、络穴反映了足少阳络脉瘀滞状况。《素问·皮部论第五十六》曰："少阳之阳，名曰枢持，上下同法，视其部中有浮络者，皆少阳之络也。"

足厥阴皮部、浮络、孙络位于下肢内侧，其血络反映了足厥阴络脉瘀滞状况。《素问·皮部论第五十六》曰："心主之阴，名曰害肩，上下同法，视其部中有浮络者，皆心主之络也。"

足少阴络脉"外贯腰脊"，络脉虚弱则"腰痛"。《灵枢·经脉第十》曰："足少阴之别，名曰大钟……外贯腰脊。其病……虚则腰痛。"

督脉络脉"别走太阳，入贯膂"，加强督脉对腰脊的联系。《灵枢·经脉第十》曰："督脉之别，名曰长强。挟膂上项，散头上，下当肩胛左右，别走太阳，入贯膂。"

表 8–3　腰部相关经脉、经别、经筋、络脉循行

项目	经脉	经别	经筋	络脉
足太阳	挟脊抵腰中入循膂络肾	散之肾循膂	上结于臀上挟脊	血络、络穴累及
足少阴	贯脊	至肾当十四椎	循脊内挟膂	外贯腰脊，血络、络穴累及
足少阳	循胁里，出气街		上走髀后结于尻	血络、络穴累及
足厥阴	抵小腹			血络、络穴累及
足太阴	入腹		著于脊	血络、络穴累及
足阳明	下循腹里		上循胁，属脊	血络、络穴累及
阳维	与太阳合腨下间			
阴维	少阴之前与阴维之会			
督脉	贯脊属肾侠脊抵腰中入循膂			挟膂、入贯膂

表 8-4　腰痛相关经脉病、经筋病

项目	经脉病	经筋病
足太阳	脊痛腰似折、背腰尻皆痛	脊反折
足少阴	脊股内后廉痛	在外者不能俯，在内者不能仰
足少阳	胁痛不能转侧、肋髀及诸节皆痛	腘筋急……后引尻，即上乘眇季胁痛
足厥阴	腰痛不可以俯仰	
足太阴	身体皆重	引膺中脊内痛
足阳明	气街皆痛	腹筋急
督脉	脊强反折	

　　腰痛由于外伤、劳损等局部经络阻滞，使经络运行不通，不通则痛，或卫外不固，外邪入侵，循经络侵袭于腰腿经络，气血阻滞不通，或正气不足，经络空虚，经脉失养，或奇邪侵袭一侧，可流溢对侧上下，或经筋聚结拘急等所致。本病病位在经络，是足太阳、少阴、少阳、厥阴、太阴、阳明、督脉等经络受病，但有所侧重，以足太阳经、少阴为主，多为一经病，也可多经病，可为单纯经脉病、或络脉病、或经筋病，以经脉病、络脉病为主，是经络系统辨证，可涉及五体。

　　2. 针刺部位（表 8-5）

　　18 个病有具体位置，以膝及以下为主，兼有局部、大腿等，10 个没有具体位置也是如此。

　　（1）膝及以下 16 处

　　腘部委中及附近 5 处，其中"郄中" 4 处，"郄外廉" 1 处。《素问·刺腰痛第四十一》曰："足太阳脉令人腰痛，引项脊尻背如重状，刺其郄中太阳正经出血，春无见血……解脉令人腰痛，痛引肩，目䀮䀮然，时遗溲，刺解脉，在膝筋肉分间郄外廉之横脉出血，血变而止。解脉令人腰痛如引带，常如折腰状，善恐；刺解脉，在郄中结络如黍米，刺之血射以黑，见赤血而已……腰痛侠脊而痛，至头几几然，目䀮䀮，欲僵仆，刺足太阳郄中出血……中热而喘，刺足少阴，刺郄中出血。"

　　膝部其他部位 3 处，其中"成骨之端" 1 处，"骺前" 1 处，"膝前骨肉分间" 1 处。《素问·刺腰第四十一》曰："少阳令人腰痛，如以针刺其皮中，循循然不可以俯仰，不可以顾，刺少阳成骨之端出血，成骨在膝外廉之骨独起者，夏无见血。阳明令人腰痛，不可以顾，顾如有见者，善悲，刺阳明于䯒前三痏，上下和之出血，秋无见血……散脉令人腰痛而热，热甚生烦，腰下如有横木居其中，甚则遗溲；刺散脉，在膝前骨肉分间，络外廉束脉，为三痏。"

踝部及附近 6 处，"内踝上" 1 处，"腨踵鱼腹之外" 1 处，"外踝上绝骨之端" 1 处，"内踝上五寸" 1 处，"上踝二寸所" 1 处，"太阳之外，少阳绝骨之后" 1 处。《素问·刺腰痛第四十一》曰："足少阴令人腰痛，痛引脊内廉，刺少阴于内踝上二痏，春无见血，出血太多，不可复也。厥阴之脉令人腰痛，腰中如张弓弩弦，刺厥阴之脉，在腨踵鱼腹之外，循之累累然，乃刺之，其病令人善言，默默然不慧，刺之三痏……同阴之脉令人腰痛，痛如小锤居其中，怫然肿，刺同阴之脉，在外踝上绝骨之端，为三痏……飞阳之脉令人腰痛，痛上怫怫然，甚则悲以恐，刺飞阳之脉，在内踝上五寸，少阴之前与阴维之会。昌阳之脉令人腰痛，痛引膺，目䀮䀮然，甚则反折，舌卷不能言，刺内筋为二痏，在内踝上大筋前，太阴后，上踝二寸所……肉里之脉令人腰痛，不可以咳，咳则筋缩急，刺肉里之脉为二痏，在太阳之外，少阳绝骨之后。"

膝、踝之间距膝踝较远 2 处，"脉与太阳合腨下间，去地一尺所""郄上郄下"各 1 处。《素问·刺腰痛第四十一》曰："阳维之脉令人腰痛，痛上怫然肿，刺阳维之脉，脉与太阳合腨下间，去地一尺所……会阴之脉令人腰痛，痛上漯漯然汗出，汗干令人欲饮，饮已欲走，刺直阳之脉上三痏，在跷上郄下五寸横居，视其盛者出血。"

（2）其他部位 2 处

大腿后侧"郄阳筋之间，上郄数寸" 1 处。《素问·刺腰痛第四十一》曰："衡络之脉令人腰痛，不可以俯仰，仰则恐仆，得之举重伤腰，衡络绝，恶血归之，刺之在郄阳筋之间，上郄数寸，衡居，为二痏出血。"

腰部 1 处。《素问·刺腰痛第四十一》曰："腰痛引少腹控䏚不可以仰，刺腰尻交者，两髁肿上，以月生死为痏数，发针立已，左取右，右取左。"

表 8-5　腰痛分类、症状、针刺具体部位（按原文先后）

病名	症状	针刺部位
足太阳脉腰痛	挟脊抵腰中入循膂络肾	刺郄中太阳正经出血
少阳令人腰痛	如以针刺皮中、不可以俯仰、顾	刺少阳成骨之端出血
阳明令人腰痛	不可以顾、顾如有见者、善悲	刺阳明于骱前三痏、上下和之出血
足少阴腰痛	痛引脊内廉	刺少阴于内踝上二痏、春无见血
厥阴之脉腰痛	腰中如张弓弩弦	厥阴脉在腨踵鱼腹外循累累然、刺三痏
解脉令人腰痛	痛引肩、目䀮䀮然、时遗溲	解脉在膝筋肉分间郄外廉横脉出血、血变而止
解脉令人腰痛	腰痛如引带、常如折腰状、善恐	解脉在郄中结络如黍米刺血射以黑、见赤而已
同阴之脉腰痛	痛如小锤居其中、怫然肿	刺同阴之脉在外踝上绝骨之端三痏
阳维之脉腰痛	腰痛、痛上怫然肿	阳维之脉与太阳合腨下间、去地一尺所
衡络之脉腰痛	不可以俯仰、仰则恐仆、举重伤腰	刺郄阳筋之间二痏、上郄数寸、衡居、出血
会阴之脉腰痛	痛上漯漯然汗出令人欲饮、饮已欲走	刺直阳脉上三痏在跷上郄下五寸横居、盛出血
飞阳之脉腰痛	痛上怫怫然，甚则悲以恐	刺飞阳之脉内踝上五寸、少阴前与阴维之会
昌阳之脉腰痛	痛引膺目䀮䀮然、甚反折、舌卷不言	刺内筋二痏、在内踝上二寸所、大筋前太阴后
散脉令人腰痛	热、烦、如有横木居其中、甚遗溲	刺散脉在膝前骨肉分间、络外廉束脉三痏
肉里之脉腰痛	不可以咳、咳则筋缩急	刺肉里之脉为二痏、在太阳外绝骨后
足太阳腰痛	侠脊痛头几几然、目䀮䀮、欲僵仆	刺足太阳郄中出血。
足少阴腰痛	中热而喘	刺足少阴、刺郄中出血
足太阴腰痛	腰痛引少腹控䏚、不可以仰	刺腰尻两髁肿上、以月生死为痏数、取对侧

　　总之刺腰痛 18 个位置，膝及以下 16 处，约占 89%，以膝踝及附近为主，符合《灵枢·终始第九》曰："病在腰者取之腘。"腰部、大腿后侧各 1 处，各约占 6%，可见以远距离循经针刺为主，显示了《内径》的整体观念，都是足经部位，没有手经，符合经络的循行。有针刺具体部位 18 个病，都是一经或两经交会病证，且针刺都是一个部位，也可以说是单穴疗法、一针疗法。

（3）10个病没有具体位置

此外有 10 个病只论述到经脉，没有具体针刺位置，推测也是膝及以下穴位为主。足少阴 3 处，足厥阴 2 处，足太阳 2 处（含与阳明合 1 处），阳明 2 处（含与太阳合 1 处），太阴 1 处，少阳 1 处。《素问·刺腰痛第四十一》曰："腰痛上寒，刺足太阳、阳明；上热，刺足厥阴；不可以俯仰，刺足少阳……腰痛上寒不可顾，刺足阳明；上热，刺足太阴；中热而喘，刺足少阴。大便难，刺足少阴。少腹满，刺足厥阴。如折不可以俯仰，不可举，刺足太阳。引脊内廉，刺足少阴。"

表 8-6　腰痛分类、症状、针刺经络（按病证多少）

病名	症状	针刺部位
足少阴腰痛	腰痛中热而喘	刺足少阴
足少阴腰痛	腰痛大便难	刺足少阴
足少阴腰痛	腰痛引脊内廉	刺足少阴
足厥阴腰痛	腰痛上热	刺足厥阴
足厥阴腰痛	腰痛少腹满	刺足厥阴
足太阳腰痛	腰痛如折不可以俯仰、不可举	刺足太阳
足太阳、阳明腰痛	腰痛上寒	刺足太阳、阳明
足阳明腰痛	腰痛上寒不可顾	刺足阳明
足少阳腰痛	腰痛不可以俯仰	刺足少阳
足太阴腰痛	腰痛上热不可顾	刺足太阴

督脉也可致正中腰痛，针刺督脉腧穴也有较好疗效，可针刺腰局部，也可针刺远距离龈交穴。《素问·刺腰痛》没有涉及，可能督脉没有下肢穴位，与本篇强调的腰痛刺下部穴位不一致，给予忽略。

3. 针刺组织结构

腰痛针刺部位按组织结构划分，以经络为主，包括经脉、络脉，28 病有 25 处（其中 10 病只到脉，没有具体部位，按脉计算），约占 89%，其他 3 处有筋、分间、归属不明显。

（1）针刺经络、腧穴、血络为主

刺脉是针刺腰痛的主要结构，包括经脉，也包括络脉；有主要经脉、也有分支；有穴位（含阿是穴），也有血络，共25处。《素问·刺腰痛第四十一》曰："足太阳脉令人腰痛，引项脊尻背如重状，刺其郄中太阳正经出血，春无见血。少阳令人腰痛，如以针刺其皮中，循循然不可以俯仰，不可以顾，刺少阳成骨之端出血，成骨在膝外廉之骨独起者，夏无见血。阳明令人腰痛，不可以顾，顾如有见者，善悲，刺阳明于骱前三痏，上下和之出血，秋无见血。足少阴令人腰痛，痛引脊内廉，刺少阴于内踝上二痏，春无见血，出血太多，不可复也。厥阴之脉令人腰痛，腰中如张弓弩弦，刺厥阴之脉，在腨踵鱼腹之外，循之累累然，乃刺之，其病令人善言，默默然不慧，刺之三痏。解脉令人腰痛，痛引肩，目䀮䀮然，时遗溲，刺解脉，在膝筋肉分间郄外廉之横脉出血，血变而止。解脉令人腰痛如引带，常如折腰状，善恐；刺解脉，在郄中结络如黍米，刺之血射以黑，见赤血而已。同阴之脉令人腰痛，痛如小锤居其中，怫然肿，刺同阴之脉，在外踝上绝骨之端，为三痏。阳维之脉令人腰痛，痛上怫然肿，刺阳维之脉，脉与太阳合腨下间，去地一尺所……会阴之脉令人腰痛，痛上漯漯然汗出，汗干令人欲饮，饮已欲走，刺直阳之脉上三痏，在跷上郄下五寸横居，视其盛者出血。飞阳之脉令人腰痛，痛上怫怫然，甚则悲以恐，刺飞阳之脉，在内踝上五寸，少阴之前与阴维之会……肉里之脉令人腰痛，不可以咳，咳则筋缩急，刺肉里之脉为二痏，在太阳之外，少阳绝骨之后。腰痛侠脊而痛，至头几几然，目䀮䀮，欲僵仆，刺足太阳郄中出血。腰痛上寒，刺足太阳、阳明；上热，刺足厥阴；不可以俯仰，刺足少阳；中热而喘，刺足少阴，刺郄中出血。腰痛上寒不可顾，刺足阳明；上热，刺足太阴；中热而喘，刺足少阴。大便难，刺足少阴。少腹满，刺足厥阴。如折不可以俯仰，不可举，刺足太阳。引脊内廉，刺足少阴。"

1处"腰尻交者，两髁肿上"看似肉，与缪刺论篇相照应，实际是络穴。《素问·刺腰痛第四十一》曰："腰痛引少腹控䏚不可以仰，刺腰尻交者，两髁肿上，以月生死为痏数，发针立已，左取右，右取左。"

（2）针刺筋

1处"内筋"是筋。《素问·刺腰痛第四十一》曰："昌阳之脉令人腰痛，痛引膺，目䀮䀮然，甚则反折，舌卷不能言，刺内筋为二痏，在内踝上大筋前，太阴后，上踝二寸所。"

（3）针刺肉

1处"骨肉分间"。《素问·刺腰痛第四十一》曰："散脉令人腰痛而热，热甚生烦，腰下如有横木居其中，甚则遗溲；刺散脉，在膝前骨肉分间，络外廉束脉，为三痏。"

（4）筋、脉不好确定

1处"在郄阳筋之间，上郄数寸"，组织结构是筋还是脉不好确定，脉的可能性大。《素问·刺腰痛第四十一》曰："衡络之脉令人腰痛，不可以俯仰，仰则恐仆，得之举重伤腰，衡络绝，恶血归之，刺之在郄阳筋之间，上郄数寸，衡居，为二痏出血。"

为何刺筋、肉，因筋束骨利关节、肉为运动的动力，二者主管机体运动，劳损、外伤、受凉等损伤，有筋、肉损伤，刺筋、肉可直刺病变部位。

4. 经脉归属

（1）腰痛辨证分经

足太阳经6个病。《素问·刺腰痛第四十一》曰："足太阳脉令人腰痛，引项脊尻背如重状，刺其郄中太阳正经出血，春无见血……解脉令人腰痛如引带，常如折腰状，善恐；刺解脉，在郄中结络如黍米，刺之血射以黑，见赤血而已……衡络之脉令人腰痛，不可以俯仰，仰则恐仆，得之举重伤腰，衡络绝，恶血归之，刺之在郄阳筋之间，上郄数寸，衡居，为二痏出血。会阴之脉令人腰痛，痛上漯漯然汗出，汗干令人欲饮，饮已欲走，刺直阳之脉上三痏，在跷上郄下五寸横居，视其盛者出血……腰痛侠脊而痛，至头几几然，目䀮䀮，欲僵仆，刺足太阳郄中出血……如折不可以俯仰，不可举，刺足太阳。"

足少阴经5个病。《素问·刺腰痛第四十一》曰："足少阴令人腰痛，痛

167

引脊内廉，刺少阴于内踝上二痏，春无见血，出血太多，不可复也……中热而喘，刺足少阴，刺郄中出血……中热而喘，刺足少阴。大便难，刺足少阴……引脊内廉，刺足少阴。"

足少阳经 3 个病。《素问·刺腰痛第四十一》曰："少阳令人腰痛，如以针刺其皮中，循循然不可以俯仰，不可以顾，刺少阳成骨之端出血，成骨在膝外廉之骨独起者，夏无见血……同阴之脉令人腰痛，痛如小锤居其中，怫然肿，刺同阴之脉，在外踝上绝骨之端，为三痏……不可以俯仰，刺足少阳。"

足太阴经 3 个病。《素问·刺腰痛第四十一》曰："散脉令人腰痛而热，热甚生烦，腰下如有横木居其中，甚则遗溲；刺散脉，在膝前骨肉分间，络外廉束脉，为三痏……上热，刺足太阴……腰痛引少腹控䏶不可以仰，刺腰尻交者，两髁胂上，以月生死为痏数，发针立已，左取右，右取左。"

足厥阴经 3 个病。《素问·刺腰痛第四十一》曰："厥阴之脉令人腰痛，腰中如张弓弩弦，刺厥阴之脉，在腨踵鱼腹之外，循之累累然，乃刺之，其病令人善言，默默然不慧，刺之三痏……上热，刺足厥阴……少腹满，刺足厥阴。"

足阳明经 2 个病。《素问·刺腰痛第四十一》曰："阳明令人腰痛，不可以顾，顾如有见者，善悲，刺阳明于䯒前三痏，上下和之出血，秋无见血……腰痛上寒不可顾，刺足阳明。"

阳维 1 个病。《素问·刺腰痛第四十一》曰："阳维之脉令人腰痛，痛上怫然肿，刺阳维之脉，脉与太阳合腨下间，去地一尺所。"

阴维 1 个病。《素问·刺腰痛第四十一》曰："飞阳之脉令人腰痛，痛上怫怫然，甚则悲以恐，刺飞阳之脉，在内踝上五寸，少阴之前与阴维之会。"

足太阳经与足少阳经之间 2 个病。《素问·刺腰痛第四十一》曰："解脉令人腰痛，痛引肩，目䀮䀮然，时遗溲，刺解脉，在膝筋肉分间郄外廉之横脉出血，血变而止……肉里之脉令人腰痛，不可以咳，咳则筋缩急，刺肉里之脉为二痏，在太阳之外，少阳绝骨之后。"

足太阴经与足少阴经之间 1 个病。《素问·刺腰痛第四十一》曰："昌阳之脉令人腰痛，痛引膺，目眈眈然，甚则反折，舌卷不能言，刺内筋为二痏，在内踝上大筋前，太阴后，上踝二寸所。"

足太阳、阳明两经合病 1 个病。《素问·刺腰痛第四十一》曰："腰痛上寒，刺足太阳、阳明。"

（2）腰痛分经分析

可见足太阳经病最多，单独 6 病，还有足太阳经与足少阳经之间 2 病，足太阳、阳明两经合病 1 病，阳维与足太阳经相会 1 病，足太阳经单独、合病共 10 病，约占 28 病的 36%，超过 1/3，因足太阳经双侧各两条经脉循行于腰部，其络脉、经筋亦循行腰部，与腰部关系最为紧密。

足少阴经其次，单独 5 病，还有足太阴经与足少阴经之间 1 病，阴维与足少阴经相会 1 病，足少阴经单独、合病共 7 病，占 28 病的 25%，正好 1/4，因足少阴经"贯脊""足少阴之别……外贯腰脊""足少阴之正……上至肾，当十四椎，出属带脉""足少阴之筋……循脊内挟膂"，其所属脏肾又位于腰部，故与腰部关系也比较密切。

足太阴经单独 3 病，足太阴经与足少阴经之间 1 个病，约占 14%，正好 1/7，足太阴经虽然没有经脉、络脉循行于腰部，但循行腹部，且"足太阴之筋……其内者，着于脊"，与腰有直接联系。

足厥阴经 3 病，足厥阴经虽然没有经脉、经筋、络脉循行于腰部，但"肝足厥阴之脉……抵小腹……与督脉会于巅"，循行腹部，腹部与腰部前后之力需要平衡协调，与腰痛有间接联系，故有"肝足厥阴之脉……是动则病腰痛不可以俯仰"。

足少阳经 3 病，足少阳经虽然没有经脉、络脉循行于腰部，但循行于腰侧，足少阳经筋循行至尻，足少阳经脉、经筋参与腰部力的平衡、协调，所以腰痛与足少阳经相关。《灵枢·经脉第十》曰："胆足少阳之脉……络肝属胆，循胁里……其直者……循胸过季胁，下合髀厌中。"足少阳经筋结于髀部，"足少阳之筋……上走髀，前者结于伏兔之上，后者结于尻；其直者，上乘胁季胁。"

足阳明经 2 病，足太阳、阳明两经合病 1 病，足阳明经虽然没有经脉络脉循行于腰部，但"足阳明之筋……上循胁，属脊"，同时足阳明经循行于腹部，腰腹前后之力相维系，所以腰痛与足阳明经有关。

阳维脉联络诸阳经以通督脉，与足太阳经交会；阴维脉联络诸阴经以通任脉，与足少阴经交会，通过阴阳经脉与腰间接联系，针刺穴位也是阴阳维脉与足太阳经、足少阴经交会穴。

5. 针刺方法

针刺腧穴、络穴、血络等放血治疗 10 个病，不直接说明放血治疗 18 个病（其中 10 个病只点到经，没有具体部位、具体方法，也有可能是放血治疗），针刺放血是治疗腰痛的主要刺法。

（1）没有明确针刺放血

腰痛病辨证归经，选取本经络、腧穴、络穴针刺治疗，没明确放血有 18 个病，不排除有针刺放血，分别是《素问·刺腰痛第四十一》曰："厥阴之脉令人腰痛，腰中如张弓弩弦，刺厥阴之脉，在腨踵鱼腹之外，循之累累然，乃刺之，其病令人善言，默默然不慧，刺之三痏……同阴之脉令人腰痛，痛如小锤居其中，怫然肿，刺同阴之脉，在外踝上绝骨之端，为三痏。阳维之脉令人腰痛，痛上怫然肿，刺阳维之脉，脉与太阳合腨下间，去地一尺所……飞阳之脉令人腰痛，痛上怫怫然，甚则悲以恐，刺飞阳之脉，在内踝上五寸，少阴之前与阴维之会。昌阳之脉令上腰痛，痛引膺，目䀮䀮然，甚则反折，舌卷不能言，刺内筋为二痏，在内踝上大筋前，太阴后上踝二寸所。散脉令人腰痛而热，热甚生烦，腰下如有横木居其中，甚则遗溲；刺散脉，在膝前骨肉分间，络外廉束脉，为三痏。肉里之脉令人腰痛，不可以咳，咳则筋缩急，刺肉里之脉为二痏，在太阳之外，少阳绝骨之后……腰痛上寒，刺足太阳、阳明；上热，刺足厥阴；不可以俯仰，刺足少阳……腰痛上寒不可顾，刺足阳明；上热，刺足太阴；中热而喘，刺足少阴。大便难，刺足少阴。少腹满，刺足厥阴。如折不可以俯仰，不可举，刺足太阳。引脊内廉，刺足少阴。腰痛引少腹控䏚不可以仰，刺腰尻交者，两髁胂上，以月生死为痏数，发针立已，左取右，右取左。"

（2）针刺放血

腰痛病辨证归经，选取本经血络、络穴治疗等，10个病刺法是放血，或刺后出血明确是放血，分别是《素问·刺腰痛第四十一》曰："足太阳脉令人腰痛，引项脊尻背如重状，刺其郄中，太阳正经出血，春无见血。少阳令人腰痛，如以针刺其皮中，循循然不可以俯仰，不可以顾，刺少阳成骨之端出血，成骨在膝外廉之骨独起者，夏无出血。阳明令人腰痛，不可以顾，顾如有见者，善悲，刺阳明于䯒前三痏，上下和之出血，秋无见血。足少阴令人腰痛，痛引脊内廉，刺少阴于内踝上二痏，春无见血，出血太多，不可复也……解脉令人腰痛，痛引肩，目䀮䀮然，时遗溲，刺解脉，在膝筋肉分间郄外廉之横脉出血，血变而止。解脉令人腰痛如引带，常如折腰状，善恐；刺解脉，在郄中结络如黍米，刺之血射以黑，见赤血而已……衡络之脉令人腰痛，不可以俯仰，仰则恐仆，得之举重伤腰，衡络绝，恶血归之，刺之在郄阳筋之间，上郄数寸，衡居，为二痏出血……会阴之脉令人腰痛，痛上漯漯然汗出，汗干令人欲饮，饮已欲走，刺直阳之脉上三痏，在蹻上郄下五寸横居，视其盛者出血……腰痛侠脊而痛，至头几几然，目䀮䀮，欲僵仆，刺足太阳郄中出血……中热而喘，刺足少阴，刺郄中出血。"

6. 针刺"痏数"

具体刺法18处，有5处针刺"三痏"，有4处针刺"二痏"，有1处"以月生死为痏数"，8处没有说明针刺"痏数"，我认为是点刺1次，即"一痏。""痏数"越多，刺激量越大，驱除外邪、瘀血越快，疏通腰部越迅速、彻底，用于邪气侵袭、瘀血阻滞腰部较重者。"二痏"以上10处，有《素问·刺腰痛第四十一》曰："阳明令人腰痛，不可以顾，顾如有见者，善悲，刺阳明于䯒前三痏，上下和之出血，秋无见血。足少阴令人腰痛，痛引脊内廉，刺少阴于内踝上二痏，春无见血，出血太多，不可复也。厥阴之脉令人腰痛，腰中如张弓弩弦，刺厥阴之脉，在腨踵鱼腹之外，循之累累然，乃刺之，其病令人善言，默默然不慧，刺之三痏……同阴之脉令人腰痛，痛如小锤居其中，怫然肿，刺同阴之脉，在外踝上绝骨之端，为三痏……衡络之脉令人腰痛，不可以俯仰，仰则恐仆，得之举重伤腰，衡络绝，恶血归之，刺之在郄阳筋之间，上郄数寸，衡居，为二痏出血。会阴之脉令人腰痛，痛上漯漯然汗出，汗干令人欲饮，饮已欲走，刺直阳之脉上三痏，在跷上郄下五寸横居，视其盛者出血……昌阳之脉令人腰痛，痛引膺，目眕眕然，甚则反折，舌卷不能言，刺内筋为二痏，在内踝上大筋前，太阴后，上踝二寸所。散脉令人腰痛而热，热甚生烦，腰下如有横木居其中，甚则遗溲；刺散脉，在膝前骨肉分间，络外廉束脉，为三痏。肉里之脉令人腰痛，不可以咳，咳则筋缩急，刺肉里之脉为二痏，在太阳之外，少阳绝骨之后……腰痛引少腹控䏚不可以仰，刺腰尻交者，两髁肿上，以月生死为痏数，发针立已，左取右，右取左。"

　　总之腰痛选取的是循经取穴法，强调的是循经远距离取穴，单穴疗法，多取得较好疗效。临床上效果不理想也可结合局部取穴、脏腑辨证取穴、腹部取穴、督脉选穴等。局部取穴可针刺腰部，疏通腰部经气，治疗腰痛。脏腑辨证取穴是根据脏腑生理功能，腰痛的兼证，辨别寒热虚实，选取所属脏腑的经脉腧穴。腹部取穴考虑腰腹前后力的不平衡，尤其久病患者，通过针刺腹部腧穴，调节腹部之力，使前后力恢复平衡，同时腹部腧穴多有补肾强腰的作用，对腰也具有治疗作用。督脉选穴以头面穴位为主，下病上取，疏通督脉。

三、头痛

　　头痛是《内经》循经与局部取穴相结合的一个范本，也是脏腑辨证与经络辨证相结合的范本，头痛为临床常见病，现在头痛按经脉多分为太阳、阳明、少阳、厥阴四类，其实《内经》已做好了分类，而且比现在分类更细致，并给予完善的治疗方案，足以显示古人的高超智慧，值得学习、借鉴。

1. 头痛经络病因病机

（1）相关手足经脉的病因病机（表 8-6）

足阳明经脉循行于"额颅"，与额头痛有关，足太阳经脉循行于头部、项，"巅入络脑"，与后头痛有关，手少阳经脉循行于头侧，与侧头痛有关，足少阳经脉"上抵头角，下耳后"，也与侧头痛有关，足厥阴经循行于巅顶，与巅顶头痛关系最密。外邪侵袭相关经脉，引起痹阻不通，或相关经脉瘀阻，经脉不通，或相关经脉空虚，失于濡养，都可导致经脉对应部位头痛，较轻者头痛可为一条经脉，较重者也可为二条、多条经脉。《灵枢·经脉第十》曰："胃足阳明之脉……循发际，至额颅……膀胱足太阳之脉，起于目内眦，上额交巅；其支者，从巅至耳上角；其直者，从巅入络脑，还出别下项……是动则病冲头痛……是主筋所生病者……头囟项痛……三焦手少阳之脉……系耳后直上，出耳上角，以屈下颊至顣；其支者，从耳后入耳中，出走耳前，过客主人前，交颊，至目锐眦……胆足少阳之脉，起于目锐眦，上抵头角，下耳后……是主骨所生病者，头痛……肝足厥阴之脉……上出额，与督脉会于巅。"

经别加强本经与相关部位的联系，足少阴经别"复出于项，合于太阳"，手少阳经别"别于巅"，经别因邪气阻滞不通，或经脉失养，也会引起头痛。《灵枢·经别第十一》曰："足少阴之正……复出于项，合于太阳……手少阳之正，指天，别于巅，入缺盆。"

督脉循行于头颈正中，各种原因引起头正中部位疼痛是督脉郁滞不通所致。《素问·骨空论第六十》曰："督脉者……上额，交巅上，入络脑，还出别下项。"

（2）相关手足经筋的病因病机

足太阳经筋"结于枕骨，上头"，足少阳经筋"循耳后，上额角，交巅上"，足阳明经筋"上合于太阳"，足少阴经筋"上至项，结于枕骨"，手阳明经筋"上左角，络头"，经筋受寒或损伤，则拘急结聚不通，引起相关经筋对应部位头痛，头痛可以是一条经筋所致，也可是二条、多条经筋所致。

《灵枢·经筋第十三》曰："足太阳之筋……上项……其直者，结于枕骨，上头下颜……足少阳之筋……循耳后，上额角，交巅上……足阳明之筋……上合于太阳……足少阴之筋……上至项，结于枕骨，与足太阳之筋合。其病……所过而结者皆痛……手阳明之筋……上左角，络头，下右额。"

（3）相关络脉病因病机

足阳明皮部、浮络、孙络位于额颅、下肢前外侧，手少阳皮部、浮络、孙络位于头侧、上肢外侧，足少阳皮部、浮络、孙络位于头侧、下肢外侧，足太阳皮部、浮络、孙络位于头后部、颈部、后腰背、下肢后侧。多种原因出现络脉郁滞，或奇邪侵袭络脉，在手足少阳、太阳、阳明等大络中左右、上下流溢，郁于头部则头痛，可郁于血络，多郁于络穴，可以是一络脉，也可二络脉、多络脉。《素问·皮部论第五十六》曰："阳明之阳，名曰害蜚，上下同法，视其部中有浮络者，皆阳明之络也。其色多青则痛，多黑则痹，黄赤则热，多白则寒，五色皆见，则寒热也……少阳之阳，名曰枢持，上下同法，视其部中有浮络者，皆少阳之络也……太阳之阳，名曰关枢，上下同法，视其部中有浮络者，皆太阳之络也。"

足太阳络脉飞阳治疗"头背痛"，督脉络脉长强挟膂上项，散头上，其络脉都与头痛有关。《灵枢·经脉第十》："足太阳之别，名曰飞阳……实则鼽窒，头背痛……取之所别也……督脉之别，名曰长强。挟膂上项，散头上……虚则头重。"

表 8-6　头痛相关经脉、经别、经筋、络脉

分类	经脉	经别循行	经筋	络脉
足阳明	循发际，至额颅		上合于太阳	血络、络穴累及
足太阳	从巅入络脑还别下项	出于项复属于太阳	结于枕骨上头下颜	络脉血络、络穴累及
手少阳	耳后直上、出耳上角	指天别于巅	上乘颔，结于角	血络、络穴累及
足少阳		起于目锐眦上抵头角	上额角，交巅上	血络、络穴累及
足厥阴		上出额与督脉会于巅		
足少阴		复出于项合于太阳	上至项、结于枕骨	
手阳明			上左角、络头	
督脉		上额交巅上入络脑别下项		上项散头上

2. 头痛辨经、脏腑辨证分类

头痛分类现在只强调头痛部位，根据病位即给予诊断，但《内经》重视部位的同时，也强调伴随症状，伴随症状既考虑部位，也考虑所属脏腑的功能，寒热虚实，综合考虑，更为完善，如太阳头痛，项、腰脊涉及，项部症状更先出现，《灵枢·厥病第二十四》曰："厥头痛，项先痛，腰背为应。"《灵枢·经脉第十》曰："膀胱足太阳之脉……是动则病冲头痛，目似脱，项如拔。"《素问·缪刺论第六十三》曰："邪客于足太阳之络，令人头项肩痛。刺足小指爪甲上，与肉交者，各一痏，立已。不已，刺外踝下三痏，左取右，右取左，如食顷已。"手足阳明经循行于额颅、面部，阳明多气多血，阳明头痛，经气瘀阻，面部肿胀，热郁于内脏，还出现心烦。手足少阳经循行于头侧、耳部，少阳为相火，少阳头痛，伴有耳、耳周有热。肝经与督脉会于巅，肝主疏泄，条畅气机，与情绪关系最密，肝还主血，厥阴头痛多伴情绪异常、头部血络充盛。有的没有经脉循行，脏腑功能失调，也能引起头痛。如脾主运化，为后天之本，脾虚太阴经气不足而致太阴头痛，伴有善忘、按之部位不明确。少阴位居于里，少阴头痛，则贞贞头重而痛。而且还有少阳、阳明合病，手足少阳、阳明经共同针刺头痛（表 8-7）。

表 8-7　头痛分类、症状、针刺部位

分类	症状	针刺部位
太阳头痛	头痛项先痛，腰脊为应	先取天柱，后取足太阳
邪客足太阳之络	头项肩痛	刺足小指爪甲上与肉交者各一痏
阳明头痛	头痛面若肿起而烦心	足阳明、太阴
少阳头痛	头痛甚耳前后脉涌有热	泻出其血，后取足少阳
太阴头痛	头痛意善忘，按之不得	取头面局部左右动脉，后取足太阴
少阴头痛	头痛贞贞头重而痛	泻头上五行行五，取手足少阴、足太阳等
厥阴头痛	头脉痛心悲善泣头动脉盛	头动脉盛者刺尽去血，后调足厥阴
少阳阳明头痛	头半寒痛	先取手少阳阳明，后取足少阳阳明

3. 头痛针刺部位

头痛选取穴位，首先辨证分经，选取所属经脉腧穴，同时针刺局部压痛、血络等阳性反应部位，结合运用（表 8-7）。

（1）循经部位

头痛取穴，首先根据症状、经脉循行、脏腑功能，判别所属经脉、脏腑，选择病变经脉腧穴针刺。一般情况下，只选本经治疗，症状较重，也选表里经、同名经治疗，如阳明头痛，选择足阳明、太阴表里经治疗；少阴头痛，选择手足少阴同名经和足少阴太阳表里经腧穴治疗；头半寒痛，选择手足少阳、阳明同名经治疗。经脉一般选择阳性腧穴、阳性反应点。《灵枢·厥病第二十四》曰："厥头痛，面若肿起而烦心，取之足阳明、太阴。厥头痛，头脉痛，心悲善泣，视头动脉反盛者，刺尽去血，后调足厥阴。厥头痛，贞贞头重而痛，泻头上五行，行五；先取手少阴，后取足少阴。厥头痛，意善忘，按之不得，取头面左右动脉，后取足太阴。厥头痛，项先痛，腰脊为应，先取天柱，后取足太阳。厥头痛，头痛甚，耳前后脉涌有热，泻出其血，后取足少阳……头半寒痛，先取手少阳、阳明，后取足少阳、阳明。"

头痛循经选取部位，多数只到经，没有点到穴，为后人提供了较大选穴空间，应该是所取经脉循行线上的阳性腧穴、阿是穴，尤其是五输穴。

临床也可根据五行生克配合其他经脉腧穴，多经针刺，尤其病情较复杂、较重者。

（2）局部

头痛循经选穴多与局部选穴相结合，如太阳头痛选局部天柱穴；少阳头痛选头侧局部放血；少阴头痛头部多穴针刺泻热；厥阴头痛头顶血络放血等。局部穴位也应有压痛等阳性反应。

督脉循行于头正中。《素问·骨空论第六十》曰："督脉者……贯脊属肾，与太阳起于目内眦，上额，交巅上，入络脑还出别下项。"《灵枢·经脉第十》曰："督脉之别，名曰长强。挟膂上项，散头上。"头痛与督脉有关，虽然本篇没有涉及，临床也可用督脉腧穴针刺治疗，如头顶痛选百会，头后痛选风府等，用于头正中部位疼痛。

4. 刺法

头痛刺法，有 3 处是放血，"视头动脉反盛者刺尽去血""取头面左右动脉""耳前后脉涌有热泻出其血",其他没有刺法,推测可以是直刺、斜刺,也可以是点刺放血,可见放血是治疗头痛的常用刺法。

四、心痛

心痛是内科常见病证,包括现在的真心痛、胃痛等。《内经》论述甚为详尽、分类甚为精细,是脏腑辨证、经脉辨证的充分体现,也是循经取穴与脏腑辨证取穴相结合的范本,现在仍有重要的指导意义、借鉴价值。

1. 心痛经络病因病机

(1)手足经脉、经别病因病机(表8-8)

足太阴经"复从胃别上膈,注心中",手少阴经"起于心中,出属心系,下膈",手太阳经络心,足少阴经"从肺出络心,注胸中",手厥阴经"起于胸中,出属心包络,下膈,历络三焦",护卫心脏,手少阳经"布膻中,散落心包,下膈,循属三焦",足厥阴经"上贯膈,布胁肋",由于七情内伤、饮食不节、劳欲过度等使上述经脉瘀阻不通,不通则痛,或经脉空虚,失于濡养,不荣则痛,产生心痛、胸闷、胃痛等,尤以手足少阴经为主,可出现一经,也可二经、多经。《灵枢·经脉第十》曰:"胃足阳明之脉……入缺盆,下膈……脾足太阴之脉……其支者,复从胃别上膈,注心中……心手少阴之脉,起于心中,出属心系,下膈……其直者,复从心系却上肺,下出腋下……小肠手太阳之脉……入缺盆,络心……肾足少阴之脉……其支者,从肺出络心,注胸中……心主手厥阴心包络之脉,起于胸中,出属心包络,下膈,历络三焦……是动则病……甚则胸胁支满……三焦手少阳之脉……布膻中,散落心包,下膈,循属三焦……肝足厥阴之脉……上贯膈,布胁肋。"

足阳明之正"上通于心",手少阴之正"属于心",加强了其经脉与心的联系。《灵枢·经别第十一》曰:"足阳明之正,上至髀,入于腹里,属胃,散之脾,上通于心……手少阴之正,别入于渊腋两筋之间,属于心。"

(2)手经筋病因病机

足阳明、太阴经筋循行上腹部,手厥阴经筋"散胸中,结于贲",手少阴经筋循行胸中，下系于脐由于损伤、受凉等经筋集聚结聚，可致胸痛、心痛、胃痛等。《灵枢·经筋第十三》曰："足阳明之筋……上腹而布……足太阴之筋……上腹结于脐，循腹里，结于肋……手心主之筋……散胸中，结于贲……其病……胸痛……手少阴之筋……挟乳里，结于胸中，循贲，下系于脐……其病内急，心承伏梁。"

（3）手足络脉病因病机

手少阴络脉"循经入于心中"，手厥阴络脉"系于心包，络心系"，加强了与心的联系，手少阴、厥阴络脉郁滞不通则心痛。《灵枢·经脉第十》曰："手少阴之别，名曰通里……循经入于心中……手心主之别，名曰内关。去腕二寸，出于两筋之间，循经以上系于心包，络心系。实则心痛，虚则为烦心。"

手少阴、厥阴皮部、浮络、孙络位于上肢内侧，足少阴、厥阴、太阴皮部、浮络、孙络位于下肢内侧，足阳明皮部、浮络、孙络位于下肢外侧前缘，多种原因出现络脉郁滞，或奇邪侵袭络脉，在手足少阴、阳明、厥阴、太阴等大络中左右、上下流溢，郁于络脉则出现血络，也可郁于络穴，可出现一络脉，也可二络脉、多络脉。《素问·皮部论第五十六》曰："少阴之阴，名曰枢儒，上下同法，视其部中有浮络者，皆少阴之络也……心主之阴，名曰害肩，上下同法，视其部中有浮络者，皆心主之络也。"

经脉、经筋、络脉可单独发病，也可合并发病。

表8-8 心痛相关经脉、经别、经筋、络脉循行

分类	经脉	经别	经筋	络脉
手少阴	起于心中出属心系	属于心	结于胸中	循经入于心中
手厥阴	起于胸中出属心包络		散胸中	循经以上系于心包、络心系
足少阴	从肺出络心注胸中			足少阴浮络、孙络
足厥阴	上贯膈，布胁肋			
足太阴	注心中			
手少阳	布膻中，散落心包			
手太阳	入缺盆，络心			
足阳明	入缺盆下膈	上通于心		足阳明浮络、孙络

2. 脏腑心痛的五脏分类、症状、针刺部位

《内经》脏腑心痛分为肾心痛、胃心痛、脾心痛、肝心痛、肺心痛等（表 8-9），每种心痛描述了症状，便于辨证归于脏腑和鉴别诊断，分别给予了精确的针刺荥、输穴位。《灵枢·厥病第二十四》曰："厥心痛，与背相控，善瘛，如从后触其心，伛偻者，肾心痛也，先取京骨、昆仑，发狂不已，取然谷。厥心痛，腹胀胸满，心尤痛甚，胃心痛也，取之大都、太白。厥心痛，痛如以锥针刺其心，心痛甚者，脾心痛也，取之然谷、太溪。厥心痛，色苍苍如死状，终日不得太息，肝心痛也，取之行间、太冲。厥心痛，卧若徒居，心痛间，动作痛益甚，色不变，肺心痛也，取之鱼际、太渊。"

表 8-9 五心痛分类、症状、针刺部位

分类	症状	针刺腧穴 荥火 输土
肾（膀胱）心痛	心痛与背相控，善瘛，如从后触心伛偻	发狂然谷（荥）先取京骨（原）昆仑（经）
胃（脾）心痛	心痛腹胀胸满，心尤痛甚	取之大都（荥）、太白（输）
脾（肾）心痛	心痛如以锥针刺其心，心痛甚	取之然谷（荥）、太溪（输）
肝心痛	心痛色苍苍如死状，终日不得太息	取之行间（荥）、太冲（输）
肺心痛	心痛卧若徒居心痛间，动作痛甚，色不变	取之鱼际（荥）、太渊（输）

附：从取穴可知，肾心痛实际是膀胱心痛、胃心痛是脾心痛、脾心痛是肾心痛。

五心痛也是循经远距离取穴，选穴具有规律性，除肾心痛取肾经荥穴然谷，加足太阳经原穴京骨、经穴昆仑外，都是分别选择脏腑所属经脉荥火穴和输（原）土穴二穴。

3. 杂病心痛的症状、针刺部位（表 8-10）

《内经》还列举许多杂病心痛。《灵枢·五邪第二十》曰："邪在心，则病心痛，喜悲，时眩仆。视有余不足而调之其输也。"具体为足三阴和手太阴、督脉、手少阳经等，足少阴经循行腰脊腹部、络心、注胸中，足太阴经"注心中"，循行于腹，脾主运化，足厥阴经"布胁肋"、肝主疏泄，手太阴经起于中焦，下络大肠，还循胃口，上膈，肺主气，手少阳经"布膻中，散落心包，下膈，循属三焦"，手太阳经"络心，循咽，下膈，抵胃"，

体现了经脉循行和五脏功能与心痛、胃痛的关系，选择相应的经脉、腧穴针刺，可以直刺、斜刺，也可点刺放血。《灵枢·杂病第二十六》曰："心痛引腰脊，欲呕，取足少阴。心痛，腹胀啬啬然，大便不利，取足太阴。心痛引背，不得息，刺足少阴；不已，取手少阳。心痛引小腹满，上下无常处，便溲难，刺足厥阴；心痛，但短气不足以息，刺手太阴。心痛，当九节刺之，按，已刺按之，立已；不已，上下求之，得之立已。"《灵枢·热病第二十三》曰："心疝暴痛，取足太阴、厥阴，尽刺去其血络。"《素问·缪刺论第六十三》曰："邪客于足少阴之络，令人卒心痛，暴胀，胸胁支满无积者，刺然骨之前出血，如食顷而已；不已，左取右，右取左，病新发者，取五日已。"

还有足少阴、太阳表里经络针刺、放血。《素问·脏气法时论第二十二》曰："心病者，胸中痛，胁支满，胁下痛，膺背肩胛间痛，两臂内痛；虚则胸腹大，胁下与腰相引而痛，取其经，少阴太阳，舌下血者。其变病，刺郄中血者。"手少阴太阳表里经针刺。《素问·刺热第三十二》曰："心热病者，先不乐，数日乃热。热争则卒心痛，烦闷善呕，头痛面赤，无汗；壬癸甚，丙丁大汗，气逆则壬癸死。刺手少阴、太阳。"《灵枢·五邪第二十》曰："邪在心，则病心痛，喜悲，时眩仆。视有余不足而调之其输也。"

杂病心痛 12 处，手足少阴及其表里 7 处，约占 58%，可见以手足少阴同名经为主，与经脉循行相一致，杂病心痛多伴有相应的脏腑症状。

表 8-10　杂病心痛症状、针刺部位

分类	心痛症状	针刺部位
手少阴心痛	心痛，喜悲，时眩仆	视有余不足调手少阴经腧穴
手少阴、太阳心痛	心热病不乐，数日乃热，卒心痛，烦闷善呕，头痛面赤无汗	刺手少阴、太阳
手少阴心痛	病心痛，喜悲，时眩仆	视有余不足而调之其输
足少阴心痛	心痛引腰脊，欲呕	取足少阴
足少阴心痛	卒心痛，暴胀，胸胁支满无积	然骨前出血，左取右，右取左
足少阴心痛	心痛引背，不得息	刺足少阴，不已取手少阳
足少阴、太阳心痛	胸中胁下膺背肩胛间两臂内痛，胁支满胸腹大，胁下与腰相引痛	少阴太阳舌下血者、郄中血者

分类	心痛症状	针刺部位
足厥阴心痛	心痛引小腹满，上下无常处，便溲难	刺足厥阴
足太阴心痛	心痛，腹胀大便不利	取足太阴
手太阴心痛	心痛，但短气不足以息	刺手太阴
督脉心痛	心痛，九节等压痛	九节刺之，不已上下求之
足太阴、厥阴心痛	心疝暴痛	足太阴、厥阴，尽刺去其血络

心痛的循经取穴与脏腑辨证取穴相结合是非常正确的，更令人叫绝的是详细介绍了心绞痛的急救方法，九节或上下针刺、按压，"心痛，当九节刺之，按，已刺按之，立已；不已，上下求之，得之立已"，在没有现代急救措施的情况下，无疑是最佳选择，不但对心痛、胃痛，对其他内科病疼痛也有作用，这是非常值得学习、借鉴的。

心痛治疗内容比较丰富，不但直针刺本经，而且有表里经、相邻经等；不但有腧穴，而且有络穴、血络；不但有直刺、斜刺，而且有放血；临床上也可参考其他范本取穴，如相关经五输穴、俞募穴、脏腑间五行生克乘侮关系穴等。

《内经》时代部位较为模糊，其实中医是整体宏观观察的医学，解剖部位不要求太精细，但要求有确切的阳性反应，所以"上下求之"，找出最敏感点，心部不单指心前区，是下胸部、上腹部的统称，心痛不单指心脏疼痛，既包括现在的心痛、心绞痛，也有胃痛，如上述胃心痛、心痛腹胀大便不利等即是胃痛等，现在民间胃痛也称心口痛。

五、耳鸣、耳聋

耳鸣、耳聋是针灸的优势病种，《内经》采用的是远距离取穴与局部取穴相结合，为五官病针刺治疗的范本。

1.耳鸣、耳聋经络病因病机

（1）手足经脉病因病机（表8-11）

手阳明经"上颈贯颊"，足阳明经"上耳前，过客主人"，手太阳经脉"却入耳中",手少阳经"耳后直上,出耳上角……其支者,从耳后入耳中,出走耳前,过客主人前",几乎绕耳一周,足少阳经"下耳后……从耳后入耳中",都与耳相关,外邪侵袭,郁而化火,或经脉郁火,循经上饶耳窍,出现耳聋等病证,多是一经,也可二经、多经。《灵枢·经脉第十》曰:"大肠手阳明之脉,起于大指次指之端……从缺盆上颈贯颊……胃足阳明之脉……上耳前,过客主人……入中指内间……小肠手太阳之脉……却入耳中……是主液所生病者,耳聋……三焦手少阳之脉,起于小指次指之端……系耳后直上,出耳上角,以屈下颊至颐;其支者,从耳后入耳中,出走耳前,过客主人前……是动则病耳聋浑浑焞焞……胆足少阳之脉……下耳后……其支者,从耳后入耳中,出走耳前……入小指次指之间。"

(2)手足经筋病因病机

足少阳经筋"循耳后",足阳明经筋"其支者,从颊结于耳前",手太阳经筋"结于耳后完骨,其支者,入耳中,直者,出耳上",手少阳经筋"循耳前",经筋损伤或受凉可致耳周经筋拘急、结聚,影响耳的功能出现耳鸣等,可影响一经筋,也可影响二经筋、多经筋。《灵枢·经筋第十三》曰:"足少阳之筋,起于小指次指……循耳后,上额角……足阳明之筋,起于中三指……其支者,从颊结于耳前……手太阳之筋……结于耳后完骨;其支者,入耳中;直者,出耳上……其病……应耳中鸣……手少阳之筋,起于小指次指之端……其支者,上曲牙,循耳前……手阳明之筋……上颊,结于颅。"

表8-11 心痛相关经脉、经筋、络脉循行、病证

项目	经脉	经脉病	经筋	经筋病	络脉
手少阳	系耳后直上,出耳上角	耳聋浑浑焞焞	上曲牙,循耳前		血络、络穴累及
足少阳	从耳后入耳中出走耳前		循耳后,上额角		血络、络穴累及
足阳明	上耳前,过客主人		颊结于耳前		血络、络穴累及
手阳明	上颈贯颊		上颊,结于颅		入耳合于宗脉、络穴累及
手太阳	却入耳中	耳聋	结于耳后完骨,支者入耳中直者出耳上	耳中鸣	

（3）手足阳经络脉病因病机

手阳明经络脉"其别者，入耳合于宗脉"，手阳明络脉邪气侵袭"实则龋聋。"《灵枢·经脉第十》曰："手阳明之别，名曰偏历……其别者，入耳合于宗脉。实则龋聋。"手阳明皮部、浮络、孙络位于上肢前外侧、耳部，足阳明皮部、浮络、孙络位于下肢前外侧、耳前。手少阳皮部、浮络、孙络位于上肢外侧、耳后、耳下，足少阳皮部浮络、孙络位于下肢外侧、耳后、耳上、耳前，多种原因出现络脉郁滞，或奇邪侵袭络脉，在手足少阳、阳明等大络中左右、上下流溢，郁于络脉，郁闭于耳，出现耳鸣、耳聋，络脉出现血络，可以影响一络脉，也可二络脉、多络脉。《素问·皮部论第五十六》曰："阳明之阳，名曰害蜚，上下同法，视其部中有浮络者，皆阳明之络也。其色多青则痛，多黑则痹，黄赤则热，多白则寒，五色皆见，则寒热也……少阳之阳，名曰枢持，上下同法，视其部中有浮络者，皆少阳之络也。"

2. 耳鸣、耳聋针刺部位

针刺部位应辨证分经，选取相应经络的远距离腧穴、络穴，尤其是井穴，同时配合局部腧穴、血络。

（1）手少阳经络腧穴、络穴、血络

取手少阳经络腧穴、络穴、血络4病，其中1病是手少阳足少阳合病，1病是手少阳足阳明合病。

手少阳火郁于耳目，致暴聋气蒙、耳目不明，取手少阳经耳后下天牖。《灵枢·寒热病第二十一》："暴聋气蒙，耳目不明，取天牖。"

少阳等之火循经上饶于耳，或奇邪侵袭少阳等，在其手足大络中左右上下流溢致耳鸣、耳聋，取局部血络、远距离同名井穴。《灵枢·厥病第二十四》曰："耳鸣，取耳前动脉……耳聋，取手小指次指爪甲上与肉交者，先取手，后取足。"

手少阳之火或外邪影响及足阳明而致耳鸣，取手足中指井穴。《灵枢·厥病第二十四》曰："耳鸣，取手中指爪甲上，左取右，右取左，先取手，后取足。"

（2）手阳明络脉络穴、血络

取手阳明络脉、络穴、血络5病，其中1病是手阳明、少阳合病。

奇邪侵袭手阳明之络，在阳明大络中左右、上下流溢，甚至流溢于手少阳络脉，而致耳鸣、耳聋，耳中生风，取远距离井穴（包括相邻络脉井穴），也可加局部血络、穴位。《素问·缪刺论第六十三》曰："邪客于手阳明之络，令人耳聋，时不闻音，刺手大指次指爪甲上，去端如韭叶，各一痏，立闻；不已，刺中指爪甲上与肉交者，立闻。其不时闻者，不可刺也。耳中生风者，亦刺之如此数。左刺右，右刺左……耳聋，刺手阳明；不已，刺其通脉出耳前者。"

手阳明络脉偏历针刺。《灵枢·经脉第十》曰："手阳明之别，名曰偏历。去腕三寸，别入太阴；其别者，上循臂，乘肩髃，上曲颊偏齿；其别者，入耳合于宗脉。实则龋、聋，虚则齿寒、痹隔。取之所别也。"

手阳明火郁或外邪所致耳聋痛，取手阳明经脉。《灵枢·杂病第二十六》曰："聋而痛者，取手阳明。"

（3）足少阳经腧穴

取足少阳经腧穴2病，其中1病是足少阳手太阴合病。

胃虚水谷精微上供不足，耳窍失养所致耳鸣，取局部腧穴手足少阳、足阳明之会足少阳腧穴客主人上关、远距离络穴少商，上关用补法，少商宜少放血。《灵枢·口问第二十八》曰："黄帝曰：人之耳中鸣者，何气使然？岐伯曰：耳者，宗脉之所聚也，故胃中空则宗脉虚，虚则下，溜脉有所竭者，故耳鸣。补客主人、手大指爪甲上与肉交者也。"

足少阳火郁所致耳聋不痛，取足少阳经脉腧穴。《灵枢·杂病第二十六》曰："聋而不痛者，取足少阳。"

（4）手太阳经腧穴

手太阳、手足少阳都入耳中，此处认为是手太阳。《灵枢·厥病第二十四》曰："耳聋无闻，取耳中。"

表 8–12　耳病病证、针刺部位

项目	症状	针刺部位
手少阳	暴聋气蒙耳目不明	取天牖
手少阳	耳鸣	取耳前动脉（血络）
手少阳足少阳	耳聋	取手小指次指爪甲上与肉交者，先取手后取足（关冲、足窍阴）
手少阳足阳明	耳鸣	手中指爪甲上，左取右，右取左，先取手后取足（手足中指趾爪甲上）
手阳明	耳聋、时不闻音	手食指爪甲上去端如韭叶，不已刺中指爪甲上与肉交者（商阳、中指端）
手阳明	耳中生风	手食指爪甲上去端如韭叶，不已刺中指爪甲上与肉交者（商阳、中指端）
手阳明	耳聋	刺手阳明商阳；不已刺其通脉出耳前者血络
手阳明	齲、聋	偏历，手阳明去腕三寸
手阳明	聋而痛	手阳明
足少阳手太阴	耳鸣	补客主人（上关）、手大指爪甲上与肉交者（少商）
足少阳	聋而不痛	足少阳
手太阳	耳聋无闻	取耳中

3. 针刺部位分析

可知 12 个耳部病变中，10 个病有具体部位 16 处（表 8–12），5 个病点刺大指、食指、中指、无名指、足三趾、足四趾、足小趾井穴 10 处，约占 63%；一个病刺耳前血络（还有 1 处兼刺耳前络脉），刺局部穴位耳中、客主人 2 处，天牖 1 处，血络 2 处，共 5 处，约占 31%；一个病手阳明络穴偏历；两个病刺足少阳、手阳明经（1 处兼刺手阳明），没有具体穴位，可见以井穴、局部血络、穴位为主，也是远距离取穴与局部取穴相结合的典型。可见涉及经络比较多，有手三阳、足少阳阳明、手太阴等，以手阳明、少阳为主。选择也可加取手足三阳经阳性五输穴，如丘墟、中渚、丰隆等，尤其胃中空宗脉虚耳鸣。

上述的耳鸣、耳聋都多是实证，外邪侵袭或郁火上扰，极少虚证，原因可能是《内经》时代人们为了生存风餐露宿，环境恶劣，感受外邪者多见，而人们寿命较短，虚证较少。现在国泰民安，丰衣足食，寿命较长，虚证常见。肾开窍于耳，虚证以肾虚为多，宜选补肾腧穴，也有脾虚，气血不足者，治疗宜补虚与泻实相结合，所以治疗耳鸣、耳聋应辨别虚实，采取相应的补泻刺法。

六、咽喉肿痛

咽喉肿痛是五官科常见病，《内经》根据症状辨证归经，多循经取穴和局部取穴，以刺络放血为主，个别也可服用药物。

1. 咽喉肿痛经络病因病机

（1）相关经脉病因病机

手阳明经"上颈贯颊"，足阳明经"循咽"，手少阴"心系上挟咽"，手太阳"循咽"，足少阴经"入肺中，循喉咙"，手少阳经"出缺盆，上项"，任脉"至咽喉"，外邪侵袭经脉，或经脉郁而化火，上蒸、上扰咽喉而致咽喉肿痛。《灵枢·经脉第十》曰："大肠手阳明之脉……从缺盆上颈贯颊……是主津液所生病者……喉痹……胃足阳明之脉……循喉咙……是主血所生病者……喉痹……心手少阴之脉……从心系上挟咽……是动则病嗌干心痛……小肠手太阳之脉……循咽……是动则病嗌痛颔肿……肾足少阴之脉……入肺中，循喉咙……是主肾所生病者，口热舌干，咽肿，上气，嗌干及痛……三焦手少阳之脉……出缺盆，上项，系耳后直上……是动则病……嗌肿喉痹。"《素问·骨空论第六十》："任脉者……至咽喉。"

（2）经别循行

经别是经脉的补充，对咽喉也有影响。《灵枢·经别第十一》曰："足少阳之正，以上挟咽……足阳明之正……上循咽……足太阴之正……上结于咽……手少阴之正上走喉咙……手心主之正……出循喉咙……手阳明之正……属于肺，上循喉咙，出缺盆，合于阳明也。手太阴之正……入走肺，散之太阳，上出缺盆，循喉咙，复合阳明。"

（3）络脉

手足阳明、少阴、少阳络脉的孙络、浮络对咽喉肿痛也有影响，络脉郁滞不通，郁于血络、络穴，出现咽喉肿痛。足阳明络脉"下络喉嗌"，主治"喉痹瘁喑"。《灵枢·经脉第十》曰："足阳明之别,名曰丰隆……下络喉嗌。其病气逆则其病气逆则喉痹瘁喑。"

表8-12　咽喉肿痛相关经脉、络脉循行、病证

经脉	经脉循行	经别循行	经脉病证	络脉
足阳明	循喉咙	上循咽	喉痹	丰隆、浮络、孙络
手少阴	心系上挟咽	上走喉咙	嗌干	
手太阳	循咽		嗌痛颔肿	
足少阴	入肺中,循喉咙		咽肿、嗌干及痛	浮络、孙络
手少阳	上项系耳后直上		嗌肿喉痹	浮络、孙络
手阳明	从缺盆上颈贯颊	上循喉咙	喉痹	浮络、孙络脉
任脉	至咽喉			

咽喉肿痛是由于外邪侵袭经络,或脏腑失调,郁于经络,循经上扰咽喉,或经脉虚弱,气血、阴液不足,咽喉失养所致,经脉以足少阴经、手足阳明经为主,手少阳经、任脉等涉及。

2. 咽喉肿痛针刺部位、方法

咽喉肿痛《内经》治疗以针刺为主,针刺以足少阴经、手足阳明经为主,手少阳经、任脉等涉及。部分患者内服中药。

（1）足少阴经络腧穴、络穴、血络

取足少阴经络腧穴、络穴、血络5病,其中1病是足少阴、任脉合病。

涌泉、然谷针刺治疗奇邪侵袭足少阴络脉所致咽喉肿、痛。《素问·缪刺论第六十三》曰："邪客于足少阴之络,令人嗌痛,不可内食,无故善怒,气上走贲上。刺足下中央之脉,各三痏,凡六刺,立已。左刺右,右刺左。嗌中肿,不能内,唾时不能出唾者,刺然骨之前,出血立已。左刺右,右刺左。"

足少阴经穴位治疗喉而不能言、手足清、大便不利、咽喉干等。《灵枢·杂病第二十六》曰："厥气走喉而不能言,手足清,大便不利,取足少阴……嗌干,口中热如胶,取足少阴。"

重泻足少阴经会厌之脉和天突治疗失言证,涉及足少阴经、任脉,以

足少阴经为主。《灵枢·忧恚无言第六十九》曰："人之卒然忧恚而言无音者……足之少阴，上系于舌，络于横骨，终于会厌。两泻其血脉，浊气乃辟。会厌之脉，上络任脉，取之天突，其厌乃发也"

（2）足阳明经络腧穴、络穴、血络

取足阳明经络腧穴、络穴、血络 3 病。

足阳明络穴丰隆治疗实证咽喉肿痛。《灵枢·经脉第十》曰："足阳明之别，名曰丰隆。去踝八寸，别走太阴；其别者，循胫骨外廉，上络头项，合诸经之气，下络喉嗌。其病气逆则其病气逆则喉痹瘁暗，实则狂巅，虚则足不收、胫枯。取之所别也。"

足阳明经治疗暴言难，甚则不能言喉痹。《灵枢·杂病第二十六》曰："厥胸满，面肿，唇漯漯然，暴言难，甚则不能言，取足阳明……喉痹不能言，取足阳明。"

（3）手少阳络脉络穴

取手少阳络脉络穴 2 病。

手中指次指爪甲上去端如韭叶针刺治疗奇邪侵袭手少阳络脉所致喉痹舌卷。《素问·缪刺论第六十三》曰："邪客于手少阳之络，令人喉痹舌卷，口干心烦，臂外廉痛，手不及头，刺手中指次指爪甲上，去端如韭叶，各一痏。壮者立已，老者有顷已。左取右，右取左，此新病，数日已。"

关冲针刺治疗喉痹舌卷。《灵枢·热病第二十三》曰："喉痹舌卷，口中干，烦心，心痛，臂内廉痛，不可及头，取手小指次指爪甲下，去端如韭叶。"

表 8-12　咽喉肿痛相关经脉、针刺部位

经络	症状	针刺部位等
足少阴	嗌痛，不可内食，无故善怒，气上走贲上	足下中央之脉涌泉各三痏凡六刺，左刺右右刺左立已
足少阴	嗌中肿，不能内，唾时不能出唾	然骨之前出血立已。左刺右右刺左
足少阴	厥气走喉而不能言，手足清，大便不利	取足少阴
足少阴	嗌干，口中热如胶	取足少阴

经络	症状	针刺部位等
足少阴、任脉	卒然忧恚而言无音者	两泻其血脉，取之天突
足阳明	喉痹瘁喑	丰隆
足阳明	厥胸满，面肿，唇漯漯然，暴言难，甚则不能言	取足阳明
足阳明	喉痹不能言	取足阳明
手少阳	喉痹舌卷，口干心烦，臂外廉痛手不及头	手中指次指爪甲上去端如韭叶各一痏，左取右右取左
手少阳	喉痹舌卷，口中干，烦心，心痛，臂内廉痛，不可及头	手小指次指爪甲下去端如韭叶关冲
手阳明	暴瘖气鞭	取扶突与舌本出血
手阳明	喉痹能言	取手阳明
心咳	咳则心痛，喉中介介如梗状，甚则咽肿喉痹	心俞、肺俞等
形苦志苦	病生于咽喝	治之以甘药

（4）手阳明经络腧穴、络穴、血络

取足阳明经络腧穴、络穴、血络 2 病。

手阳明经扶突与舌本放血治疗暴瘖气鞭。《灵枢·寒热病第二十一》曰："暴瘖气硬，取扶突与舌本出血。"

咽喉肿痛能说话取手阳明经腧穴针刺。《灵枢·杂病第二十六》曰："喉痹……能言，取手阳明。"

（5）足太阳经背俞穴

心俞为主治疗咳则心痛，甚则咽肿喉痹。《素问·咳论第三十八》曰："心咳之状，咳则心痛，喉中介介如梗状，甚则咽肿喉痹……治脏者，治其俞。"

（6）药物

形志疲劳所致咽喉不利服用甘味药物。《灵枢·九针论第七十八》曰："形苦志苦，病生于咽喝，治之以甘药。"

14 条治疗咽喉肿痛，13 条是针刺，约占 93%，有 8 条有具体部位，共 10 穴，其中 8 穴针刺血络、络穴放血，可见以刺络放血为主，多为外邪侵

袭或经络郁火所致；2 处天突、背俞穴针刺，5 条只点到经脉，没有具体穴位，1 条服药。

手少阴经、手太阳经、手太阴之正、足太阴之正、手少阴之正、手心主之正、足少阳之正等循行于咽喉，但《内经》病例中没有列举，部分咽喉肿痛也可能与手少阴经、手太阳经、手太阴之正、足太阴之正、手少阴之正、手心主之正、足少阳之正等有关，临床应注意选择其腧穴。

第九节　疑难商榷

学习、研读《内经》的过程中，对某些问题有不同的理解，存在疑问，可能偏颇，现在提出，请读者评判。

一、厉兑位置

厉兑为足阳明经井穴，位于足二趾外侧，为《灵枢·本输》记载的位置。《灵枢·本输第二》曰："厉兑者，足大指内次指之端也。"后世多遵循这一说法，如《针灸甲乙经》曰："胃出厉兑，厉兑者，金也，在足大指次指之端，去爪甲如韭叶，足阳明脉之所出也，为井。"即足二趾外侧，去爪甲如韭叶。现在教科书也这样认为，如全国高等中医药院校规划教材第十版《经络腧穴学》中厉兑定位"第 2 趾末端外侧，趾甲根角侧后方 0.1 寸。"但我认为厉兑应位于足中趾内侧。

1.《足臂十一脉灸经》应在足中趾

《足臂十一脉灸经》是早于《内经》的记载，中间没有传抄之误，应该是准确无误的。《内经》经脉是在其基础上发展的。《足臂十一脉灸经》没有记载足阳明经足趾部的循行，没有穴位，但在论述病证时，提出了"足中指废"。《足臂十一脉灸经》曰："病足中指废。"既然足中趾为病而足二趾无病，说明足中趾受到了影响，其经脉应循行于足中趾，第一个穴位应在足中趾尖。

2. 经脉应在足中趾内侧

《灵枢·经脉》记载足阳明经循行时，经脉分支一终于"中指内间"，分支一终于"中指外间"，分支一终于"大指间"，交足太阴经，没有循行于足二趾，其所主病是"中指不用"，只有足中趾症状，没有足二趾症状，其井穴厉兑不可能在足二趾。《灵枢·经脉第十》曰："胃足阳明之脉……

下足跗，入中指内间；其支者，下廉三寸而别，下入中指外间；其支者，别跗上，入大指间，出其端……是主血所生病者……足跗上皆痛，中指不用。"可知从经脉角度，其经脉终于"中指内间"，厉兑位于足中趾内侧。张介宾："足阳明中指爪甲上，谓厉兑穴也。"

3. 经筋应在足中趾

经筋是经脉的附属，呈向心性分布，其循行起于"中三指"，应在二、三、四趾，中间为中趾，其病为"足中指支胫转筋"，只有足中趾症状，没有足二趾症状。《灵枢·经筋第十三》曰："足阳明之筋，起于中三指，结于跗上……其病足中指支胫转筋。"可知从经筋角度，经筋末端厉兑应位于足中趾。

4. 气府应在足中趾

气府论是论述腧穴的专篇，其在论述足阳明经腧穴时，虽然没有提到厉兑，但认为"三里以下至足中指各八俞"，末端腧穴应在"足中指"，而不在足二趾。《素问·气府论五十九》曰："足阳明脉气所发者六十八穴：……三里以下至足中指各八俞，分之所在穴空。"

5. 络穴应在足中趾

络脉为经脉分支，末端比经脉分布更密集，末端络穴是缪刺络脉的最主要穴位。《内经》虽然没有足阳明络脉循行的论述，也没有足皮部的划分，但在足阳明络脉治疗部位却有详细的论述。《素问·缪刺论》中有三处刺足阳明末端络穴，第一次是奇邪单独侵袭足阳明络脉，刺的部位是"足中指次指爪甲上与肉交者"，有人认为"中指"是"大指"之误，应是在足二趾，但在奇邪侵袭手足阳明络脉中明确指出是"足阳明中指爪甲上"，奇邪侵袭手足少阴太阴足阳明络脉，再次指出是"足中指爪甲上"，坐实了足阳明络脉末端络穴厉兑在足中指爪甲上。杨上善："足中指爪甲上，足阳明络。"《素问·缪刺论第六十三》曰："邪客于足阳明之络，令人鼽衄，上齿寒，刺足中指次指爪甲上与肉交者，各一痏。左刺右，右刺左……缪传引上齿，齿唇寒痛，视其手背脉血者去之，足阳明中指爪甲上一痏，手大指次指爪甲上各一痏，立已。左取右，右取左。邪客于手足少阴太阴足阳明之络，此五络皆会于耳中，上络左角，五络俱竭，令人身脉皆动，而形无知也，其状若尸，或曰尸厥。刺其足大指内侧爪甲上，去端如韭叶，后刺足心，后刺足中指爪甲上各一痏，后刺手大指内侧，去端如韭叶，后刺手少阴、手少阴锐骨之端，各一痏立已。"而络穴与经穴同名、同样位置，只是深浅不同。

6. 卫气循行应在足中趾

卫气循行足阳明经。《灵枢·卫气行》中指出"入五指之间"，其中心位置应该是中间足三趾。《灵枢·卫气行第七十六》曰："别者以上至耳前，合于颔脉，注足阳明，以下行至跗上，入五指之间。"可知从卫气行角度，厉兑应位于足中趾。张介宾注解时亦曰："下注足阳明，五指当作中指，谓厉兑穴也。"

7. 足中趾厉兑的针刺治疗

《内经》选择厉兑穴针刺多没有具体位置，只点其名；具体足趾末端穴位的选择多选足中趾，除缪刺论篇选择"足中指爪甲上"外。《灵枢》耳鸣也选"足中指爪甲上"。《灵枢·厥病第二十四》曰："耳鸣，取手足中指爪甲上，左取右，右取左，先取手，后取足。"现在临床足阳明经病证选取足中趾也有较好疗效，也说明厉兑穴应位于足中趾。

根据以上足阳明经脉、络脉、经筋循行、主病，都不支持厉兑位于足二趾，而是应位于足中趾，并且在《足臂十一脉灸经》中找到依据，从气府论、卫气循行也得到佐证，所以厉兑应位于足中趾，具体位置为足中趾内侧"爪甲上与肉交者"，即中指内侧爪甲角上约0.1寸，经脉沿着二三趾间上行。

二、十二井穴确切位置

1.《灵枢·本输》井穴位置

井穴的具体位置。《灵枢·本输》只说了井穴的大概位置，只说明是指（趾）端，没有描述指（趾）端的何处。《灵枢·本输第二》曰："少商者，手大指端内侧也……中冲，手中指之端也……大敦者，足大指之端及三毛之中也……隐白者，足大指之端内侧也……涌泉者，足心也……至阴者，足小指之端也……窍阴者，足小指次指之端也……厉兑者，足大指内次指之端也……关冲者，手小指次指之端也……少泽，小指之端也……商阳，大指次指之端也。"

2.《素问·缪刺论》井穴位置

《素问·缪刺论》是缪刺络穴、血络的专篇，针刺的多是井穴，详细、集中描述了所刺井穴的具体位置、刺法，具有一定规律性和临床指导意义，分析如下：

1）关冲（手小指次指爪甲上，去端如韭叶）:《素问·缪刺论第六十三》曰："邪客于手少阳之络，令人喉痹舌卷，口干心烦，臂外廉痛，手不及头，刺手小指次指爪甲上，去端如韭叶，各一痏。"

2）商阳（手大指次指爪甲上，去端如韭叶）:《素问·缪刺论第六十三》曰："邪客于手阳明之络，令人气满胸中，喘息，而支胠，胸中热。刺手大指次指爪甲上，去端如韭叶，各一痏。"

3）商阳（手大指次指爪甲上，去端如韭叶）、中指端（中指爪甲上，与肉交者）:《素问·缪刺论第六十三》曰："邪客于手阳明之络，令人耳聋，时不闻音，刺手大指次指爪甲上，去端如韭叶，各一痏，立闻；不已，刺中指爪甲上与肉交者，立闻。"

4）至阴（足小指爪甲上，与肉交者）:《素问·缪刺论第六十三》曰："邪客于足太阳之络，令人头项肩痛。刺足小指爪甲上，与肉交者，各一痏，立已。"

足阳明中指次指爪甲上，与肉交者:《素问·缪刺论第六十三》曰："邪客于足阳明之络，令人鼽衄，上齿寒，刺足中指次指爪甲上，与肉交者，各一痏。"

5）足窍阴（足小指次指爪甲上，与肉交者）:《素问·缪刺论第六十三》

曰："邪客于足少阳之络，令人胁痛不得息，咳而汗出。刺足小指次指爪甲上，与肉交者，各一痏。"

6）大敦（足大指爪甲上，与肉交者）:《素问·缪刺论第六十三》曰："邪客于足厥阴之络，令人卒疝暴痛。刺足大指爪甲上，与肉交者，各一痏。"

7）大敦（三毛上）:《素问·缪刺论第六十三》曰："人有所堕坠，恶血留内，腹中满胀，不得前后，先饮利药。此上伤厥阴之脉，下伤少阴之络。刺足内踝之下、然骨之前血脉出血，刺足跗上动脉；不已，刺三毛上各一痏。"

8）足阳明中趾爪甲上、商阳（手大指次指爪甲上）:《素问·缪刺论第六十三》曰："缪传引上齿，齿唇寒痛，视其手背脉血者去之，足阳明中指爪甲上一痏，手大指次指爪甲上各一痏，立已。"

9）涌泉:《素问·缪刺论第六十三》:"邪客于足少阴之络，令人嗌痛，不可内食，无故善怒，气上走贲上。刺足下中央之脉，各三痏，凡六刺，立已。左刺右，右刺左。"

10）足窍阴（足小指次指爪甲上与肉交者）:《素问·缪刺论第六十三》:"邪客于足少阳之络，令人胁痛不得息，咳而汗出。刺足小指次指爪甲上与肉交者，各一痏，不得息立已，汗出立止，咳者温衣，一日已。左刺右，右刺左，病立已；不已，复刺如法。"

11）手足井穴手足爪甲上:《素问·缪刺论第六十三》曰："邪客于五脏之间，其病也，脉引而痛，时来时止，视其病，缪刺之于手足爪甲上，视其脉，出其血，间日一刺，一刺不已，五刺已。"

12）隐白（足大指内侧爪甲上，去端如韭叶）、涌泉、足中指爪甲上、少商（手大指内侧，去端如韭叶）:《素问·缪刺论第六十三》曰："邪客于手足少阴太阴足阳明之络，此五络皆会于耳中，上络左角，五络俱竭，令人身脉皆动，而形无知也，其状若尸，或曰尸厥。刺其足大指内侧爪甲上，去端如韭叶，后刺足心，后刺足中指爪甲上各一痏，后刺手大指内侧，去端如韭叶，后刺手少阴锐骨之端，各一痏立已。"

由上可知12条针刺井穴17次，有具体指（趾）端位置13次10穴，其中足井穴8次6穴（大敦、涌泉各2次），有至阴、足窍阴、厉兑、大敦、隐白、涌泉，趾端除隐白、大敦外，皆注明位置是"爪甲上，与肉交者"，隐白是"去端如韭叶"、大敦一处是"与肉交者"，一处是三毛上。手井穴5次4穴（商阳2次），有关冲、商阳、中指爪甲上与肉交者、少商，只有1次"爪甲上，与肉交者"，4次皆注明位置是"爪甲上，去端如韭叶"。其余4次3穴是"爪甲上"，其中足中指爪甲上2次、手大指次指爪甲上1次、五脏手足爪甲上1次，位置模糊。足心涌泉，已明确定位，位置特殊，无可比性。

可见手足井穴具体针刺位置不同，足井穴位置主要是"爪甲上，与肉交者"（隐白除外），手井穴位置主要是"爪甲上，去端如韭叶"（只有中冲1次"爪甲上，与肉交者"）。

"爪甲上、去端如韭叶"与"爪甲上、与肉交者"是否相同，有否区别？"爪甲上、去端如韭叶"，韭叶横向宽度有0.2～0.3寸，"与肉交者"是趾甲与皮肉相交接处，是比"去端如韭叶"距指甲角距离更小，约有0.1寸，只有"爪甲上、去端如韭叶"约1/2，有明显区别，这是因为除足大趾外，手指甲、末节大于相对应足趾甲、末节约一倍，手指甲上具有大一倍的面积，同样的比例位置自然要大一倍，符合同身寸的占比。当然足大趾甲、末节比手更大，所以也是"爪甲上，去端如韭叶"。《灵枢·热病》中隐白也得到佐证。《灵枢·热病第二十三》曰："气满胸中喘息，取足太阴大指之端，去爪甲如薤叶，寒则留之，热则疾之，气下乃止。"也反映了古人对手足井穴位置的精细计算程度和治学的严谨。可见手足井穴位置有所差别，手井穴（含足大趾隐白、大敦）位置是指（趾）甲根角侧后方0.2～0.3寸，足井穴（除足大趾隐白、大敦）位置是趾甲根角侧后方约0.1寸，即现在教材手足所述皆是指（趾）甲根角侧后方约0.1寸。

三、大敦位置

全国高等中医药院校规划教材第十版《经络腧穴学》大敦定位"大趾末端外侧，趾甲根角侧后方 0.1 寸"。其他书籍也都是类似论述，但我们认为这样不全面、不精确。

1. 经脉应在大趾端、丛毛处

《灵枢·经脉》论述经脉循行、主病，是经脉的核心，也是权威所在，认为足厥阴肝经"起于大指丛毛之际"大敦穴，"丛毛"约位于大趾甲根正上方 2～3 厘米处，面积约 3 平方厘米，"丛毛之际"是在"丛毛"周围，没有明确定位，比较模糊。《灵枢·经脉第十》曰："肝足厥阴之脉，起于大指丛毛之际，上循足跗上廉。"而且在足少阳胆经循行中得到佐证"出三毛"。《灵枢·经脉第十》曰："胆足少阳之脉……其支者，别跗上，入大指之间，循大指歧骨内出其端，还贯爪甲，出三毛。"

《灵枢·本输》论述五输穴及定位、五行属性，大敦穴定位为"足大指之端及三毛之中"，二个位置，一是大趾端，没有具体定位，二是"三毛之中"，或者趾端至三毛一个大的范围，没有内外侧的倾向。《灵枢·本输第二》曰："大敦者，足大指之端及三毛之中也。"《针灸甲乙经》从其说，但大趾端有具体定位，是"去爪甲如韭叶"。《针灸甲乙经》曰："大敦者，木也，在足大指端，去爪甲如韭叶及三毛中。"

2. 络脉应在大趾端、丛毛处

络脉《内经》没有大敦穴的论述，但在针刺络穴时两次论述大敦的具体位置，一次是"邪客于足厥阴之络"，针刺的是"足大指爪甲上，与肉交者"，即现版教材所说的"趾甲根角侧后方 0.1 寸"，另一处是"上伤厥阴之脉，下伤少阴之络"，针刺的是"三毛上"，与《灵枢·本输》基本相同。《素问·缪刺论第六十三》曰："邪客于足厥阴之络，令人卒疝暴痛。刺足大指爪甲上，与肉交者，各一痏……人有所堕坠，恶血留内，腹中满胀，不得前后，先饮利药。此上伤厥阴之脉，下伤少阴之络。刺足内踝之下、然骨之前血脉出血，刺足跗上动脉；不已，刺三毛上各一痏，见血立已，左刺右，右刺左。"

3. 经筋

经筋论述足厥阴经筋循行是，比较模糊，只说"大指之上"，没有具体位置，主病是"足大指支"。《素问·缪刺论第六十三》曰："足厥阴之筋，起于大指之上，上结于内踝之前……其病足大指支内踝之前痛。"

综上所述，我认为大敦具体位置应该是一个范围，是在大趾甲上至丛毛上下约 3 平方厘米的区域，以大趾端、三毛中为主，不能只局限于大趾末端外侧，趾甲根角侧后方 0.1 寸，因足太阴经隐白在内侧，大敦应偏于外侧，这么大的区域如何取穴，则要通过望诊、触诊寻找区域内的阳性反应。

四、足少阴经井穴位置

足少阴肾经井穴的位置《内经》《针灸甲乙经》及现在教材记载各处都是"足心"，没有出入，如《灵枢·本输第二》曰："肾出于涌泉，涌泉者，足心也，为井木。"《素问·缪刺论第六十三》曰："邪客于足少阴之络，令人嗌痛，不可内食，无故善怒，气上走贲上。刺足下中央之脉，各三痏……邪客于手足少阴太阴足阳明之络，此五络皆会于耳中，上络左角，五络俱竭，令人身脉皆动，而形无知也，其状若尸，或曰尸厥。刺其足大指内侧爪甲上，去端如韭叶，后刺足心。"《针灸甲乙经》曰："肾出涌泉，涌泉者，木也，一名地冲，在足心陷者中，屈足卷指宛宛中，足少阴脉之所出也，为井。"全国高等中医药院校规划教材也遵此说，如第十版沈雪勇《经络腧穴学》涌泉定位"屈足卷趾时足心最凹陷处"。虽然高度一致，但有待商榷。

1. 井穴的标准

定位井穴，要有一定标准，就是"所出为井"、经脉手足交接之处、指（趾）端。

（1）所出为井

井穴定位要有标准，第一个标准是"所出为井"，本经脉所出之处，如同水的源头。《灵枢·九针十二原第一》曰："所出为井，所溜为荥，所注为输，所行为经，所入为合。"

（2）经脉交接之处

第二个标准是经脉交接之处，如手三阴交接手三阳经、足三阳经交接足三阴经都是经脉交接之处，与所出为井相一致。

（3）指（趾）端

所有井穴都是位居指（趾）端（足少阴经除外），指（趾）端为井穴的通用位置。

2. 涌泉不符合所出为井、交接之端的标准

（1）涌泉不是足少阴经脉气所出

现在看涌泉是否足少阴经脉气所出之处，足少阴肾经起于"小指之下，邪走足心"。《灵枢·经脉第十》曰："肾足少阴之脉，起于小指之下，邪走足心。"显然涌泉不是足少阴脉气所出、如同水的源头，而是足少阴经脉气从小趾下至足心循行约4寸之处，至此脉气已经有一定的量了，不符合"所出为井"的标准。

（2）涌泉不是经脉交接之端、趾端

足太阳经"至小指外侧"，交于足少阴经，并没有在足心交于足少阴经。《灵枢·经脉第十》曰："膀胱足太阳之脉……循京骨，至小指外侧。"所以经脉交接位置也不支持涌泉为井穴。

（3）涌泉不是经筋所起

足少阴经筋也是如此，"起于小指之下"，并非起于足心。《灵枢·经筋第十三》曰："足少阴之筋，起于小指之下，并足太阴之筋。"涌泉也不是经筋所起处。

3. 足小趾内侧端符合井穴的标准

只有足小趾端具备"所出为井"，也是上一经脉足太阳经交接处，本经脉、经筋所起处，位于趾端，符合井穴的三个标准，具体位置应该借鉴同名手少阴经，"小指之内出其端"。《灵枢·经脉第十》曰："心手少阴之脉……循小指之内出其端。"足少阴经井穴应在足小趾内侧，趾甲根内侧上方 0.1 寸处。

五、痏

"痏"是针刺的名词，《内经》常用，在不同篇章有不同的意义。

1. 缪刺论篇是刺数、不是穴位数

缪刺论篇"痏"用得较多，具有代表性，刺腰痛篇与此基本相同。

（1）痏是刺、针刺

"痏"为"刺"，如缪刺论篇内已进行了解释，如《素问·缪刺论第六十三》曰："邪客于足少阴之络，令人嗌痛，不可内食，无故善怒，气上走贲上。刺足下中央之脉，各三痏，凡六刺，立已。"各三痏，双侧共六痏，凡六刺，可见痏即"刺"的意思。还有人认为是"针"的意思，如果从动词角度与"刺"是同义词，所以我们认为"痏"是"刺""针""针刺"的意思，在一穴位上连续针刺。同一络穴，月亮圆则气血旺盛，适当多刺，一是利于奇邪的外排，二是利于对络穴增加刺激量，二者都可提高治疗效果。

（2）"痏"不是次数

有人认为是次数，上文六次与"立已"相矛盾，同时痏数与月亮圆缺相一致，如果每天一次，"十五日十五痏"，由圆月刺至缺月，与月亮圆缺、机体随月亮的圆缺而盛衰不一致，所以我们认为次数不对。

（3）"痏"不是穴位

有人认为是穴位、部位，如果是穴位、部位。《素问·缪刺论第六十三》曰："邪客于足阳跷之脉，令人目痛，从内眦始，刺外踝之下半寸所，各二痏。"外踝之下与跷脉相联系的不会有两个穴位、部位，只能是一个穴位，针刺两下。《素问·缪刺论第六十三》曰："邪客于足太阴之络，令人腰痛，引少腹控眇不可以仰息。刺腰尻之解，两胛之上，是腰俞，以月

死生为痏数。"腰部与足太阴之络相联系的穴位不会随月亮圆缺变化，有1～15个穴位，所以我们认为穴位、部位不对。

2.四时气、热病"痏"为穴位个数

当然其他处意义与此不同，可以是穴位，如热病有五十九痏、水俞五十七痏，温疟五十九痏、风痊肤胀五十七痏，显然是五十九、五十七个穴位，《灵枢·四时气第十九》曰："温疟汗不出，为五十九痏。风痊肤胀，为五十七痏，取皮肤之血者，尽取之。"热病有五十九穴中，分别是两手外内侧各三，共十二穴，五指间各一，共八穴，头入发一寸傍三分各三，共六穴，入发三寸边五，共十穴，显然是穴位，《灵枢·热病第二十三》曰："所谓五十九刺者，两手外内侧各三，凡十二痏；五指间各一，凡八痏，足亦如是；头入发一寸傍三分各三，凡六痏；更入发三寸边五，凡十痏。"

六、三阴经气血多少

经脉气血多少是决定针刺出血多少的主要依据，三阴三阳经气血多少。《内经》记载有三处，对于三阳经全部一致，没有异议，都是"阳明多血多气，太阳多血少气，少阳多气少血"，对于三阴经则不相同，同一本书有三种不同版本，可能是传抄之误，也可能是不同医家站在不同角度的总结，历代医家也莫衷一是，没有统一说法，使后人临床运用感到无所适从，影响了针刺方法的运用和疗效的提高。

1.三处气血多少

（1）血气形志篇

《素问·血气形志第二十四》曰："太阳常多血少气，少阳常少血多气，阳明常多气多血，少阴常少血多气，厥阴常多血少气，太阴常多气少血……刺阳明，出血气；刺太阳，出血恶气；刺少阳，出气恶血；刺太阴，出气恶血；刺少阴，出气恶血；刺厥阴，出血恶气也。"三阴经是厥阴常多血少气，少阴、太阴多气少血。

（2）五音五味篇

《灵枢·五音五味第六十五》曰："夫人之常数，太阳常多血少气，少阳常多气少血，阳明常多血多气，厥阴常多气少血，少阴常多血少气，太阴常多血少气。此天之常数也。"三阴经是少阴、太阴常多血少气，厥阴多气少血。

（3）九针论篇

《灵枢·九针论第七十八》曰："阳明多血多气，太阳多血少气，少阳多气少血，太阴多血少气，厥阴多血少气，少阴多气少血。故曰：刺阳明出血气，刺太阳出血恶气，刺少阳出气恶血，刺太阴出血恶气，刺厥阴出血恶气，刺少阴出气恶血也。"三阴经是太阴、厥阴多血少气，少阴多气少血。

可见《内经》三个不同篇中阴经气血多少说法完全不同（表9-1）。《素问·血气形志》厥阴常多血少气，少阴、太阴多气少血，刺法出现情况与其一致，厥阴、少阴与相表里的阳经相反。《灵枢·五音五味》少阴、太阴常多血少气，厥阴多气少血，没有刺法，厥阴、少阴与相表里的阳经相同。《灵枢·九针论》太阴、厥阴多血少气，少阴多气少血，刺法出现情况与其一致，厥阴、少阴与相表里的阳经相反，与血气形志篇相同，但太阴与血气形志篇相反。

表9-1　三阴经气血多少

项目	多血少气	多气少血
血气形志篇	厥阴	少阴、太阴
五音五味篇	少阴、太阴	厥阴
九针论篇	厥阴、太阴	少阴

2. 气血多少标准

三阴经都有气血，气血多少是相对而言，血多则气少，气多则血少，血多、气多以什么为标准，还得从《内经》中寻找。

（1）血络标准

《灵枢·阴阳二十五人第六十四》曰："手少阳之下，血气盛则手卷多肉以温，血气皆少则寒以瘦，气少血多则瘦以多脉。"少阳本来生理是常多气少血，而这里病理状态"多脉"即结络（血络）多是手少阳"气少血多"的诊断依据，也是判断手少阳经病情血多气少的标准，暗示了血多气少的诊断标准，这一标准同样适于三阴经生理状态，生理情况的多血决定了病理情况下血络多。血络多为血多病证，需要刺血络，也可以说病理血络多的就是生理多血少气。

（2）颜色标准

黑色也是辨别气血多少的标准之一。《灵枢·五音五味第六十五》曰："是故圣人视其颜色，黄赤者多热气，青白者少热气，黑色者多血少气。"且随后就论述了三阴三阳气血的多少，可见黑色也是血多气少的标准。

3. 厥阴多气少血、少阴、太阴多血少气

三阴经到底血络谁多谁少？从刺络中去寻找，就能找到答案。

（1）缪刺论篇是少阴多血少气、厥阴多气少血

1）缪刺论篇络穴、血络依据：缪刺论篇是针刺络脉、络穴的专篇，针刺血络、络穴都是针刺放血，其足少阴之络单独3条。《素问·缪刺论第六十三》曰："邪客于足少阴之络，令人卒心痛，暴胀，胸胁支满无积者，刺然骨之前出血，如食顷而已；不已，左取右，右取左，病新发者，取五日已……邪客于足少阴之络，令人嗌痛，不可内食，无故善怒，气上走贲上。刺足下中央之脉，各三痏，凡六刺，立已。左刺右，右刺左。嗌中肿，不能内，唾时不能出唾者，刺然骨之前，出血立已。左刺右，右刺左。"合并3条。《素问·缪刺论第六十三》曰："人有所堕坠，恶血留内，腹中满胀，不得前后，先饮利药。此上伤厥阴之脉，下伤少阴之络。刺足内踝之下、然骨之前血脉出血，刺足跗上动脉；不已，刺三毛上各一痏，见血立已，左刺右，右刺左……邪客于五脏之间，其病也，脉引而痛，时来时止，视其病，缪刺之于手足爪甲上，视其脉，出其血，间日一刺，一刺不已，五刺已……邪客于手足少阴太阴足阳明之络，此五络皆会于耳中，上络左角，五络俱竭，令人身脉皆动，而形无知也，其状若尸，或曰尸厥。刺其足大指内侧爪甲上，去端如韭叶，后刺足心，后刺足中指爪甲上各一痏，后刺手大指内侧，去端如韭叶，后刺手少阴、手少阴锐骨之端，各一痏立已。"共6条。

足厥阴之络单独1条。《素问·缪刺论第六十三》曰："邪客于足厥阴之络，令人卒疝暴痛。刺足大指爪甲上，与肉交者，各一痏。男子立已，女子有顷已。左取右，右取左。"合并2条，与足少阴其中2条同。共3条。

足太阴之络单独1条。《素问·缪刺论第六十三》曰："邪客于足太阴之络，令人腰痛，引少腹控胁，不可以仰息。刺腰尻之解，两胂之上，是腰俞，以月死生为痏数，发针立已，左刺右，右刺左。"合并2条，与足少阴其中2条同。共3条。

手太阴之络合并2条，与足少阴其中2条同。手少阴之络合并2条，与足少阴其中2条同，手厥阴心包经之络没有。

手足少阴单独、合并共8条，手足太阴共5条，手足厥阴3条，可见少阴多血少气，相对厥阴多气少血。

2）缪刺论篇血络依据：如果除去络穴，只计算血络，则足少阴3条然谷前血络，1条"足下中央之脉"，共4条，足太阴、厥阴没有，"邪客于五脏之间"手足少阴、太阴血络概率均等，厥阴只有足厥阴没有手厥阴减半，也是少阴多血少气，相对厥阴多气少血。

（2）刺腰痛篇是少阴多血少气、厥阴多气少血

1）刺腰痛篇络穴、血络依据：刺腰痛篇也是针刺经络的专篇，主要针刺血络，只有足经、没有手经，足少阴经单独5病。《素问·刺腰痛第四十一》曰："足少阴令人腰痛，痛引脊内廉，刺少阴于内踝上二痏，春无见血，出血太多，不可复也……中热而喘，刺足少阴，刺郄中出血……中热而喘，刺足少阴。大便难，刺足少阴……引脊内廉，刺足少阴。"合病2病。《素问·刺腰痛第四十一》曰："飞阳之脉令人腰痛，痛上怫怫然，甚则悲以恐，刺飞阳之脉，在内踝上五寸，少阴之前与阴维之会。昌阳之脉令人腰痛，痛引膺，目䀮䀮然，甚则反折，舌卷不能言，刺内筋为二痏，在内踝上大筋前，太阴后，上踝二寸所。"共 7 病。

足太阴经单独 3 病。《素问·刺腰痛第四十一》曰："散脉令人腰痛而热，热甚生烦，腰下如有横木居其中，甚则遗溲；刺散脉，在膝前骨肉分间，络外廉束脉，为三痏……上热，刺足太阴……腰痛引少腹控䏚不可以仰，刺腰尻交者，两髁胂上，以月生死为痏数，发针立已，左取右，右取左。"合病 1 病，同足少阴经飞阳之脉，共 4 病。

足厥阴经 3 病。《素问·刺腰痛第四十一》曰："厥阴之脉令人腰痛，腰中如张弓弩弦，刺厥阴之脉，在腨踵鱼腹之外，循之累累然，乃刺之，其病令人善言，默默然不慧，刺之三痏……上热，刺足厥阴……少腹满，刺足厥阴。"

可见刺腰痛篇足少阴 7 病，足厥阴 3 病，与缪刺论篇高度一致，也是少阴多血少气，相对厥阴多气少血。

2）刺腰痛篇血络依据：如果说上述腰痛不一定都是血络放血，只从有刺血、出血字面上说，少阴 2 病，也是最多的。

（3）颜色是足少阴多血少气

经脉与五色对应关系是足少阴经与黑色相对应，而"黑色者多血少气"，也是足少阴常多血少气的佐证，临床少阴血络以足少阴经为主。

总之应以《灵枢·五音五味》为准，就是厥阴常多气少血，少阴常多血少气，太阴常多血少气，而且少阴比太阴血多，故列在前，同时与其相表里的阳经基本一致。临床上也可看到手足三阴经足手少阴经血络比较多，针刺放血以少阴为多，太阴次之，厥阴最少。

七、手足经鉴别

手足同名经直接相连，经脉相通，相互具有治疗作用，但由其部位不同，其治疗病证也有所差别，分析原因，找出差别，根据病证的上下位置、病情轻重、寒热、循经、出血情况等进行区分，以提高治疗准确率，同时揭示了手足适于病位深浅、轻重的规律，以利临床指导运用。

1. 上下划分

以腰为界,上部取手经,下部取足经。《灵枢·终始第九》曰:"从腰以上者,手太阴、阳明皆主之;从腰以下者,足太阴、阳明皆主之。"

2. 轻重划分

以症状轻重划分,轻证取手经,重证取足经。《灵枢·杂病第二十六》曰:"喉痹不能言,取足阳明;能言,取手阳明。"张介宾:手足阳明之脉,皆循咽喉,能言者轻,但取之于上,不能言者重,当泻其下也。

3. 寒热划分

以症状寒热划分,热证取手经,寒证或热不明显取足经。《灵枢·杂病第二十六》曰:"疟不渴,间日而作,取足阳明;渴而日作,取手阳明。齿痛,不恶清饮,取足阳明;恶清饮,取手阳明。"

4. 出血多少划分

以出血多少划分,出血不多取手经,出血多取足经。《灵枢·杂病第二十六》曰:"衄而不止,衃血流,取足太阳;衃血,取手太阳。不已,刺宛骨下;不已,刺膕中出血。"

5. 循经划分

以循经部位划分,颈侧不可以顾取手经,颈后不可俯仰取足经。《灵枢·杂病第二十六》曰:"项痛不可俯仰,刺足太阳;不可以顾,刺手太阳也。"

八、大肠小肠皆属于胃

胃、大肠、小肠组成了人体食物消化、吸收排泄管道,对食物传输、消化、吸收起着主要作用,参与了消化、吸收、排泄的全过程,但三者还有区别,胃主受纳、腐熟水谷,小肠主受盛化物、泌别清浊,大肠主传化糟粕。《素问·灵兰秘典论第八》曰:"脾胃者,仓廪之官,五味出焉。大肠者,传道之官,变化出焉。小肠者,受盛之官,化物出焉。"三者以胃为主,胃经的腧穴能直通大小肠、治疗大小肠病证。

1. 大肠、小肠直通胃经的腧穴巨虚上下廉

大肠、小肠除所属的手阳明大肠经、手少阳小肠经有五输穴治疗其病变外，大肠、小肠还有下合穴。《灵枢·邪气脏腑病形第四》曰："胃合于三里，大肠合入于巨虚上廉，小肠合入于巨虚下廉。"大肠、小肠之气通向下肢足阳明胃经的上巨虚、下巨虚，上巨虚、下巨虚分别直通大肠、小肠，对大肠、小肠有快速、高效调节作用，而上巨虚、下巨虚都属于足阳明胃经。《灵枢·本输第二》曰："复下三里三寸，为巨虚上廉，复下上廉三寸，为巨虚下廉也；大肠属上，小肠属下，足阳明胃脉也。"从这个角度讲"大肠小肠皆属于胃"，故《灵枢·本输第二》曰："大肠小肠皆属于胃，是足阳明也。"

2. 胃经的腧穴巨虚上下廉治疗大小肠病证

《内经》对"大肠小肠皆属于胃"又通过具体病证进一步进行了论述，如大、小肠病，针刺治疗上、下巨墟。《灵枢·邪气脏腑病形第四》曰："大肠病者，肠中切痛而鸣濯濯，冬日重感于寒即泄，当脐而痛，不能久立，与胃同候，取巨虚上廉……小肠病者，小腹痛，腰脊控睾而痛，时窘之后，当耳前热，若寒甚，若独肩上热甚，及手小指次指之间热，若脉陷者，此其候也。手太阳病也，取之巨虚下廉。"

巨虚上下廉治疗大、小肠病证也可配合其他腧穴，如腹中常鸣，气上冲胸，喘不能久立的大肠病巨虚上廉配合气海、足三里针刺。《灵枢·四时气第十九》曰："腹中常鸣，气上冲胸，喘不能久立，邪在大肠，刺肓之原、巨虚上廉、三里。"小腹控睾、引腰脊、上冲心的小肠病巨墟下廉配合气海、手太阴经、足厥阴经腧穴针刺。《灵枢·四时气第十九》曰："小腹控睾，引腰脊，上冲心，邪在小肠者，连睾系，属于脊，贯肝肺，络心系。气盛则厥逆，上冲肠胃，熏肝，散于肓，结于脐。故取之肓原以散之，刺太阴以予之，取厥阴以下之，取巨虚下廉以去之，按其所过之经以调之。"

主要参考书

［1］周凤梧，张灿玾．黄帝内经素问语释．济南：山东科学技术出版社，1985．

［2］王玉兴．黄帝内经灵枢三家注．北京：中国中医药出版社，2013．

［3］王洪图，贺娟．黄帝内经灵枢白话解．北京：人民卫生出版社，2004．

［4］田代华，刘更生．灵枢经．北京：人民卫生出版社，2005．

［5］田代华．黄帝内经素问．北京：人民卫生出版社，2005．

［6］李平华，孟祥俊．黄帝内经九针疗法．北京：中国中医药出版社，2018．

［7］李平华，孟祥俊．内经针法——刺络放血疗法．北京：中国医药科技出版社，2019．

［8］李平华，孟祥俊．内经针法——五体针刺疗法．北京：人民卫生出版社，2020．

［9］李平华，孟祥俊．黄帝内经刺皮疗法．北京：中医古籍出版社，2021．